U0221762

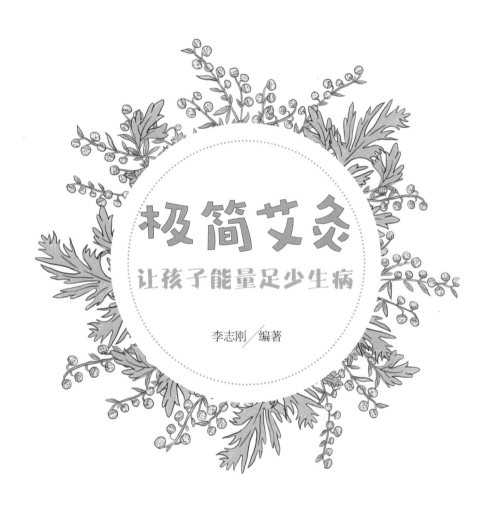

极简艾灸

让孩子能量足少生病

李志刚／编著

全国百佳图书出版单位

化学工业出版社

·北京·

全案策划

逗号张文化

图书在版编目（CIP）数据

极简艾灸：让孩子能量足少生病 / 李志刚编著. —北京：化学工业出版社，2022.5（2024.11重印）
ISBN 978-7-122-40941-6

Ⅰ. ①极… Ⅱ. ①李… Ⅲ. ①小儿疾病-艾灸 Ⅳ.
①R245.81

中国版本图书馆 CIP 数据核字（2022）第 039509 号

责任编辑：高　霞　　　　　　　　装帧设计：逗号张文化
责任校对：李雨晴

出版发行：化学工业出版社（北京市东城区青年湖南街 13 号　邮政编码 100011）
印　　装：河北京平诚乾印刷有限公司
880mm×1230mm　1/20　印张 7　字数 80 千字　2024 年 11 月北京第 1 版第 4 次印刷

购书咨询：010-64518888　　　　　　售后服务：010-64518899
网　　址：http://www.cip.com.cn

凡购买本书，如有缺损质量问题，本社销售中心负责调换。

定　　价：59.80 元

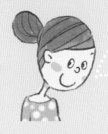

养娃之路就像唐僧取经，一路都在打怪升级，哭闹、不吃饭、睡不好……孩子生起病来，唉，虐爸虐妈花样翻新，做爸妈真是太难了！

淡定，淡定！要想从容"打怪"，妈妈们需要开发新技能哦！

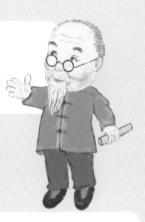

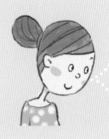

什么新技能？快说说！

第1步，知己知彼

孩子的生理特点

脏腑娇嫩，形气未充，

● 孩子身体娇嫩，是风寒湿热邪喜欢"欺负"的对象

生机蓬勃，发育迅速。

● 孩子发育快、自愈能力强，疗法得当，一般都能很快好起来

孩子生病的过程

风寒湿热邪"欺负"孩子，他身体里的正气不干了，跟邪气打了起来。正邪相争，孩子最受伤，表现出来就是生病了。

别急，一步步来。

第2步，找"外挂"

想让孩子快点好起来，补充正气是关键。而艾灸正是激发、补充正气的"外挂秘籍"。它就像一把火，扶补阳气，点燃了孩子身体里的正气。正气爆发了，"欺软怕硬"的邪气跑得远远的，孩子自然就好起来了。

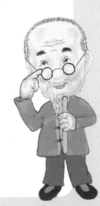

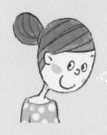

艾灸的作用这么大呀。

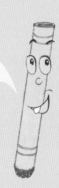

那是！人家集艾叶的温补和火的能量于一身呢……

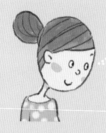

可是小孩子能艾灸吗？
艾灸安全吗？
艾灸操作起来难不难？
用起来有什么讲究？
……

在这本书里，从什么样的孩子适合艾灸，到小儿常见问题的艾灸方法，以及不同时节的艾灸方法……各种正确的打开方式，都有非常详细的说明。

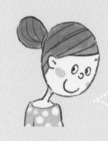

嗯嗯，先学习学习，以后"打怪"就不会手忙脚乱的了。

虽然养娃的过程中有太多未知的"坑"，但和孩子一起成长，这是一件多么美好的事！愿每一个孩子都健康快乐、元气满满；愿每位妈妈都少些焦虑，轻松快乐地享受亲子时光。

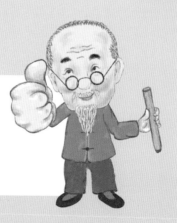

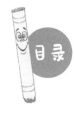

目录

第一章

给孩子艾灸之前，
你需要了解这些

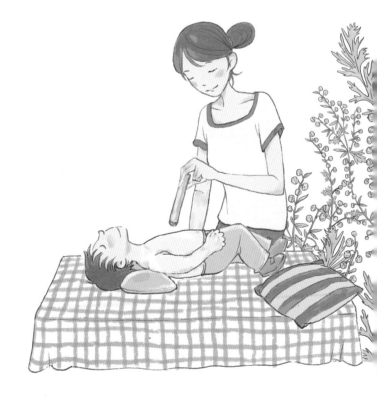

第二章

对症艾灸，
一招解决孩子常见不适　35

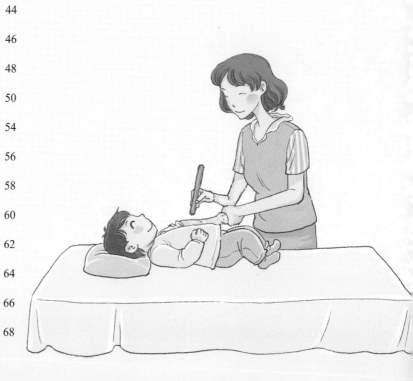

第三章

节气艾灸，
让孩子茁壮成长　71

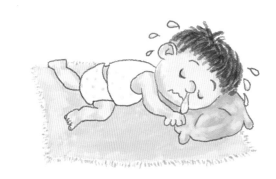

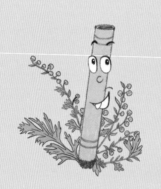

第一章

给孩子艾灸之前，你需要了解这些

孙思邈在《千金要方》里说："凡人居家及远行，随身常有熟艾一升。"我在古代就已经是随时防病和养生保健的必备良品了。

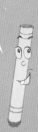

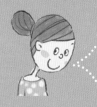

原来艾灸流行了这么多年！只是孩子能艾灸吗？

孩子当然可以艾灸！艾灸可是祛病强身的绿色疗法，可以疏通经络、调理脏腑，是最简单有效的保健方法之一。

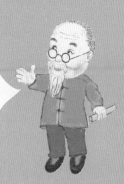

给孩子艾灸有哪些好处

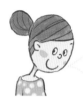

今天家里的老人非要带孩子去艾灸，拦都拦不住！

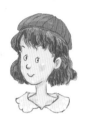

别担心，我问过医生，小孩子也可以艾灸，而且好处挺多的！

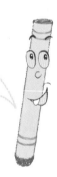

我现在老火了，大爷大妈、帅哥美女、小孩子都来找我帮忙，带着孩子来找我的爸妈们尤其多。

1. 补阳气，强身体

阳气是人体健康的保证。它能温养身体，让人精力充沛，身体强壮；它还是身体的卫士，负责抵御一切外邪，保护身体不受外界风寒湿热的侵入。

艾灸的主要材料艾叶能"温中、祛寒、除湿"，再加上艾灸时，艾绒燃烧产生的热量，双管齐下，自然成为补阳气的上上之选。

所以，经常给孩子艾灸，能帮助他们强壮身体。阳气充足了，身体免疫力强了，人自然就不容易生病。

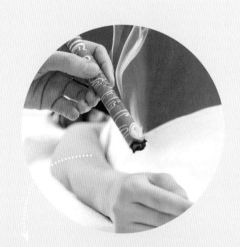

艾叶温中、祛寒、除湿的功用+艾绒燃烧产生的热量=补充阳气

2. 简单环保

艾灸是名副其实的绿色疗法，大多时候只需一根艾条就能实施治疗，不用去医院排长龙，不用其他辅助工具，甚至多数时候不需要直接接触皮肤，安全又环保。

3. 缩短病程，减少用药

很多时候人会生病，是因为身体里的阳气少了，防御不足，病邪乘虚而入造成的。

艾灸，就是为身体补充阳气，使阳气不断地升发，把进入体内的邪气排除出去。

所以，发现孩子得病后，及时进行辨证施灸，有助于控制症状，缩短病程，减少用药。像一般的感冒、发热、腹泻等症状，艾灸一两次就可以痊愈，可以不用或少用药物。

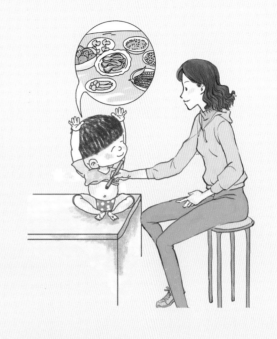

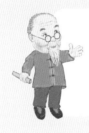

孩子的免疫系统没有发育完善，抵抗力比较弱，生病时病情发展变化快，一定要遵医嘱艾灸、用药！

4. 强脾胃，助消化

孩子吃太多了，或者吃了太多油腻、生冷的食物，积食、伤食了，也可以用艾灸来解决。

艾灸有宣通气血的作用，可以促进新陈代谢，提高胃肠道的消化功能，使孩子的脾胃有足够的"火力"来消化食物。

5. 缓解疲劳，提高记忆能力

艾灸能疏通经脉气血，增加大脑血液供给，帮孩子消除疲劳，焕发精神。现在孩子的学习任务普遍较重，正确给孩子艾灸，对提高孩子的思维能力和记忆能力有一定帮助。

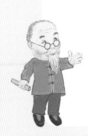

艾灸只要方法得当，一般不会产生不良反应。但是给孩子艾灸之前，最好先向医生咨询，了解孩子的身体情况。

多大的孩子可以艾灸

小叶子，网上竟然有人说刚出生的小宝宝就能艾灸，我都惊呆了！

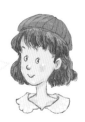

是啊，我觉得怎么也得像你家孩子那么大，六七岁这样才能艾灸吧。

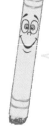

艾灸没有年龄限制！只要孩子能接受，准备工作做好了，新生宝宝也是可以艾灸的。

我坚持一个原则：体质较差的，可早灸、多灸；体质强健、营养又好的，可晚灸、少灸。

这些宝宝出生后就可以艾灸：
● 宝宝腹泻总是不见好；
● 宝宝体质差，经常生病⋯⋯

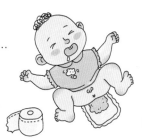

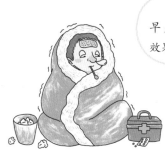

快来找我，早灸、多灸，效果好好！

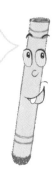

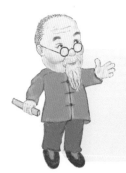

虽然有的宝宝早灸效果好，但对于大部分宝宝，我还是建议等宝宝会说话、能准确地描述自己身体的感觉时，再给他艾灸，根据宝宝说出的信息来调整艾灸的时间和方法，这样更安全，效果会更好。

你的孩子适合艾灸吗

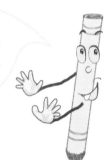

孩子吃饭香，睡觉好，身体倍儿棒的，没事就不要来找我了。

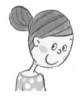

艾逗医生，艾灸有这么多好处，那我可不可以经常带孩子来做艾灸？

要视情况而定。如果孩子身体好，发育正常，没有不适症状，就不用艾灸。而且，有些孩子不适合做艾灸，千万不要草率！

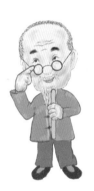

请看这张清单，哪些孩子适合艾灸，哪些孩子不适合艾灸，一目了然。

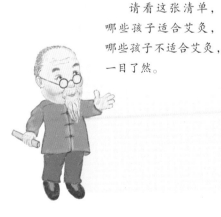

适合艾灸的孩子

先天体质不好、容易生病的孩子

● 不爱吃饭、偏食挑食的孩子
头发比较稀少又发黄的孩子

● 面黄肌瘦的孩子
个子比同龄人矮的孩子

● 一变天就感冒、咳嗽的孩子
过敏体质或有过敏性疾病的孩子

● 虚胖、一运动就喊累的孩子

不适合艾灸的孩子

● 发高烧的孩子

● 发生急性腹痛的孩子

● 舌苔少而且发红、手心经常出汗的孩子

● 凝血功能不好的孩子

● 自制力、忍受力差的孩子

怎样让孩子接受艾灸

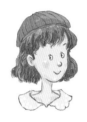

熊宝妈，你家孩子艾灸时能好好待着吗？

不能啊，除非给他手机玩。还有别的好办法吗？

3岁以下的孩子，可以趁孩子睡着时艾灸。

艾灸时，注意观察孩子的睡眠和呼吸：

1. 孩子睡得很踏实，呼吸变深变缓：艾灸效果不错，可以继续艾灸。

2. 孩子睡觉不老实，老翻身、蹬被子，呼吸急促：暂停艾灸，检查孩子身体情况。

如果孩子再大一些，能说出艾灸时的感受了，最好在他醒着时艾灸。

孩子好动，就得用点儿"手段"——让他觉得舒服。

1. 房间里的温度要合适，不会让孩子因为艾灸时感觉热而烦躁。

2. 艾灸时坐着或躺着的地方要柔软舒适，铺上孩子喜欢的垫子或床品。

3. 孩子第一次艾灸，先在手臂上试灸，让孩子感受到艾灸的温暖舒服。

4. 找他感兴趣的话题，边聊天边艾灸，让孩子觉得艾灸的过程很轻松。

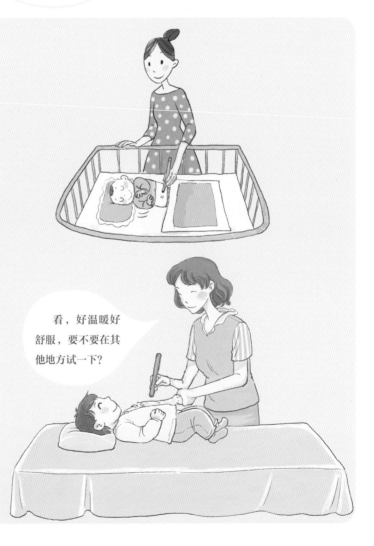

看，好温暖好舒服，要不要在其他地方试一下？

艾烟有害吗

艾灸时会产生烟雾，这些烟雾对身体有害吗？

艾烟对健康有积极作用，但也存在有害的作用。我们应该以科学的眼光理性地看待问题。

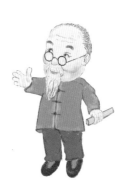

　　艾灸时艾条燃烧会产生烟，研究证实艾烟有抗菌、抗病毒作用，并且艾烟中含有的挥发油具有止咳平喘的作用，所以有"无烟不成灸"的说法。但"是药三分毒"，大量吸入艾烟也会对人体产生不利的影响。怎样在艾烟疗效与安全性两者之间找到平衡，是我们要重点考虑的。

　　为了最大限度减少艾烟带来的副作用，在艾灸的时候要做到以下几点。

　　1. 选择纯度高、杂质少的好艾条，并掌握好艾灸时间，不要灸太久。

　　2. 艾灸时把窗户或门打开一条缝，用电风扇对着窗户或门吹，让烟雾快速排出去。

　　3. 艾灸后不妨穿好衣物，到有空气对流的房间休息，可以使身上的烟味很快散走。

最好选在闲时艾灸。空闲时的孩子精神不紧张，心情也放松，更容易接受艾灸。

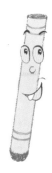

一次艾灸多长时间合适

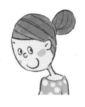

艾逗医生，我见家里老人艾灸时要做30分钟，给孩子艾灸也需要这么久吗？

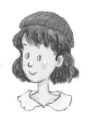

艾灸对孩子的好处这么多，艾灸的时间是不是越长越好？

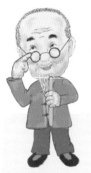

做菜时放盐，讲经验和手感。给孩子艾灸的时间长短，要根据孩子的年龄和配合度来控制。

现在的孩子都有一个外号——"神兽"，神兽们是好动的，艾灸的时间长了他们可不干。

艾灸的时间长了，孩子因出汗而流失的水分也多，容易上火，出现嗓子干痒、咽痛、口腔溃疡等症。

所以，艾灸的时间一定要控制好，不要太长。

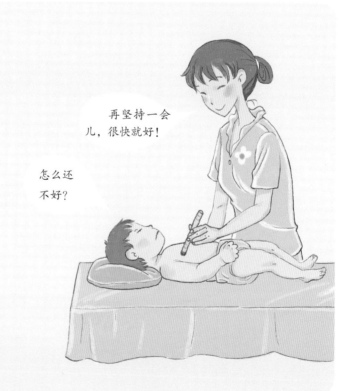

再坚持一会儿，很快就好！

怎么还不好？

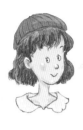

能不能具体一些？艾灸多长时间才合适？

孩子年龄小，或者第一次艾灸，艾灸的时间可以短一些，3~5分钟一个穴位。之后循序渐进，慢慢增加到10~15分钟。

还有孩子配合度的问题。有的孩子才躺几分钟就开始扭来扭去的，不愿意配合，就没有必要强求艾灸够15分钟。强扭的瓜不甜，孩子被强摁着艾灸，效果也不好。

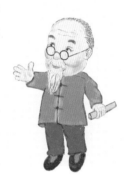

可是，艾灸的时间不够，效果会不会打折扣？

如果孩子醒着时不配合，导致艾灸的时间不够，可以趁着孩子睡着时补补课。

也可以从其他方面补充，比如给孩子做做推拿，推拿也是刺激经络、调理脏腑的方法；天气好、气温合适时，带孩子去户外"放放风"，晒晒太阳，也能起到补充阳气的作用。

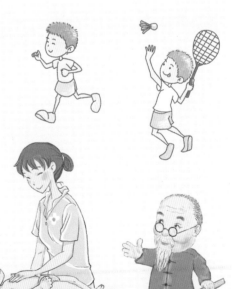

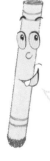

我很灵活的，不用非得守着10~15分钟不放，你不累我都觉得累呢！

间隔多长时间给孩子艾灸一次

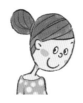

医生说，日常的保健艾灸不用太频繁，每隔3~5天艾灸一次就可以了。

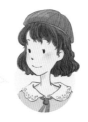

那如果给孩子艾灸是为了调理疾病呢？

这个问题我没问……

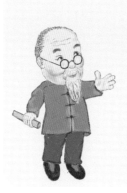

如果是孩子生病需要做艾灸治疗，一般是按照疗程来，一个疗程10~15天，前3次每日连续灸，接着每隔1~2天艾灸一次。做完一个疗程后，需要休息2~3天，然后根据孩子的情况继续治疗。

孩子体质不太好，经常生病，可能需要3~4个疗程；孩子身体得到明显改善的，或者体质不太弱的，大概1~2个疗程。具体艾灸多久、什么情况下不用继续艾灸，需要咨询医生。

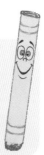

每次外出旅行前，可以给孩子艾灸2~3次，到目的地后再艾灸1~2次，能帮助孩子适应环境。

艾灸也有最佳时间

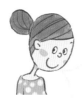

艾逗医生，给孩子艾灸白天好还是晚上好？

建议在上午9点~下午4点给孩子艾灸。这段时间，人和大自然的阳气相对充足，艾灸能获得更好的效果。

给孩子艾灸的时间尽量不要安排在晚上，因为晚上阳气入里潜藏，阴气最盛，此时艾灸容易伤阴，使孩子失眠、上火。但如果白天实在没时间，晚上偶尔艾灸一两次也影响不大，但要注意，尽量在9点前完成。

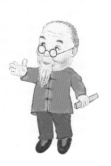

我在网上查到艾灸时间是非常有讲究的，是不是必须要在固定的时间灸才行？

所谓"艾灸最佳时间"，其实是按照子午流注的时辰规律而确定的一天中针对某个经络脏腑所适合的艾灸时间。

举个例子，如果要给孩子调理脾胃，在上午9点~11点艾灸，脾经正在工作，"精力"最好，这时艾灸，能最大限度地激发它的"潜能"，让它发挥作用。当然，如果确实安排不开，在其他时间艾灸也没什么问题。

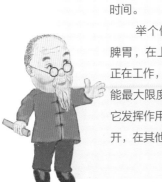

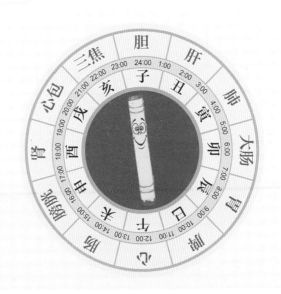

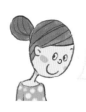

那什么季节
最适合艾灸呢?

普通的保健灸一年四季都可以做。如果要调理疾病，按照"冬病夏治""夏病冬治"的原则，不同的病症有自己的最佳艾灸季节。

病症	最佳艾灸季节	说明
哮喘、肺炎、鼻炎、感冒、咳嗽等，在冬季容易诱发或加重的病症	夏季	此时阳气最盛，人体经脉气血充盈，毛孔张开，特别利于药效的快速渗透
复发性口腔溃疡、湿疹、荨麻疹、肠炎等，在夏季容易诱发或加重的病症	冬季	此时寒邪侵体，艾灸可补阳祛寒、温通经脉，赶走身体里潜藏的邪气
普通保健、强身健体	一年四季	只要在孩子身心放松、精神状态好，正确操作，补益效果都不错

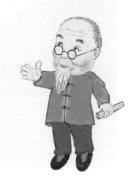

具体的艾灸时间、艾灸季节因人而异，需要根据每个人的体质和调理的症状而定。

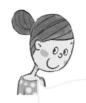

饭后多长时间艾灸最好?

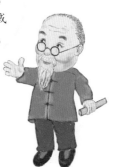

饭后最佳艾灸时间：饭后30分钟至1小时。孩子饿时、刚吃饱饭或吃得太多，都不宜艾灸。

极简艾灸：让孩子能量足少生病

艾灸的顺序有讲究

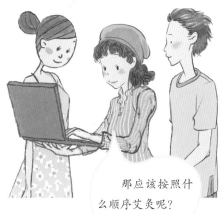

看，这篇文章说艾灸的顺序不当会直接影响到治疗的效果。

那应该按照什么顺序艾灸呢？

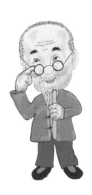

人身体里气的运行，一般是从阳气较足的部位流转到阳气较弱的部位，艾灸要顺应这个运转规律，才能事半功倍。艾灸顺序不当不仅会影响效果，还会给操作带来麻烦。

人体的阴阳划分，大致是上部为阳，下部为阴；背部为阳，腹部为阴。

因此艾灸的顺序，一般是先灸上部，后灸下部；先背部，后腹部；先头部，后四肢；先灸阳经，后灸阴经；施灸时灸火的刺激量也要从弱变强，让人逐渐适应。

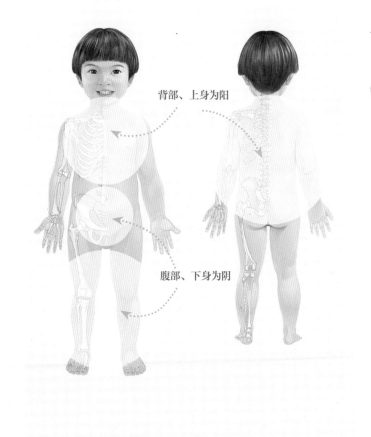

背部、上身为阳

腹部、下身为阴

艾灸前要做的准备

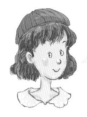

熊宝妈，你家孩子艾灸时要准备的东西多吗？

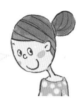

我们都是去社区医院艾灸的，准备好人就好啦。

熊宝妈说得对，给孩子艾灸，首先要准备好人。

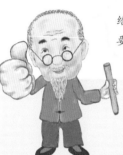

在家给孩子艾灸，需要准备好3个人：

1. 一个心情好、身体放松、做好艾灸心理准备的孩子。
2. 一个手部指甲修剪整齐、手部清洁的大人，负责施灸。
3. 一个负责给艾灸中的孩子讲故事、聊天，帮助孩子分散注意力的人。

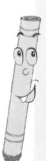

除了人，跟我有关的材料也很重要。

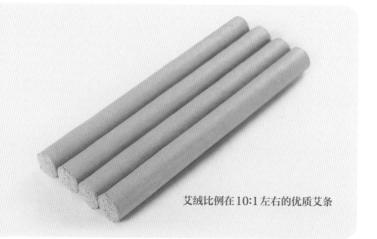

艾绒比例在10:1左右的优质艾条

刮灰刀
用来刮掉艾条上多余的艾灰。也可以作为艾条的延长器。

打火机
用来点燃艾条。

烟灰缸
用来接艾灰。

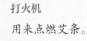

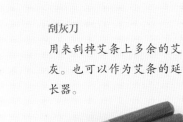

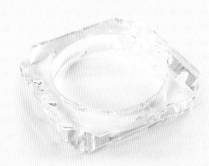

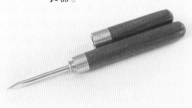

灭火筒
用来熄灭艾条。

风扇
用来加速艾烟排放。

灭艾条的方法

　　将燃烧的艾条放进灭火筒里，盖上盖子闷上3~5分钟，艾条就能彻底熄灭了。

　　注意：盖子一定要盖严实；切记，表面淋一下水并不能把艾条完全熄灭，会有安全隐患哦！

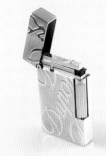

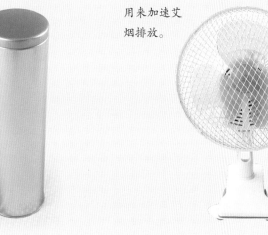

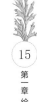

人和材料准备好了，也要注意一些小细节。

　　检查周边环境是否有可燃易燃的物件。最好准备一张折叠小床，艾灸时使用，同时小床周边要"清场"，艾灸安全最重要！

　　调节室内温度，冬保暖夏防暑，还要注意换气。

　　准备2杯温开水，一杯艾灸前喝，一杯艾灸后喝（艾灸前一杯温开水，补充水分防上火；艾灸后一杯温开水，加速代谢助排毒）。

　　准备好一条干毛巾和一套干净衣服（艾灸时孩子容易出汗，所以做完艾灸要让孩子脱掉湿衣服，用干毛巾把汗擦干，并换上干爽的衣服）。

给孩子艾灸，怎么选艾条

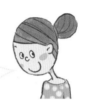

艾逗医生，我们想自己在家给孩子做艾灸，请问艾条怎么选？什么样的艾条是好艾条？

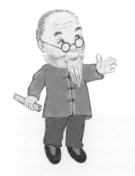

给孩子选艾条，要满足四个条件：

- 一纯——纯艾绒的清艾条，不含其他药物成分；
- 二好——品质好，无杂质；
- 三10∶1——艾绒比例为10∶1左右；
- 四陈——存放1~2年的艾绒制成的艾条！

药艾条

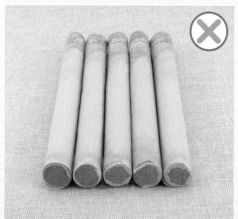

艾条成分：艾绒+其他中药成分

清艾条

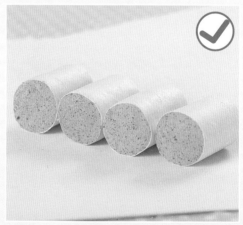

艾条成分：只有艾绒，不加任何其他药物

劣质艾条

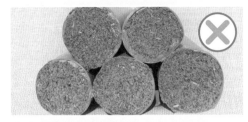

- 颜色：呈淡青色或青黑色
- 气味：刺激，或有异味
- 质感：摸起来粗糙，有尘土、杂质或粗梗
- 火力：燃烧速度快，火力猛烈，渗透力差
- 艾烟：味道重、刺鼻，容易使人呛咳
- 艾灰：容易掉，呈深灰色或墨色

优质艾条

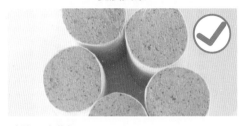

- 颜色：土黄色
- 气味：清淡、自然的艾叶味
- 质感：细腻柔软，无尘土、杂质、粗梗
- 火力：燃烧速度慢，火力温和，渗透力强
- 艾烟：温和、清香，不刺鼻
- 艾灰：不容易掉，呈灰白色

细艾绒

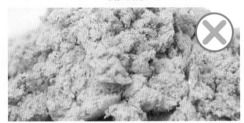

- 比例：15：1、25：1
- 用途：制成艾炷直接灸

给孩子艾灸，宜选比例为10：1左右的粗艾绒

粗艾绒

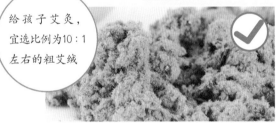

- 比例：8：1、10：1
- 用途：制成艾条

青艾绒

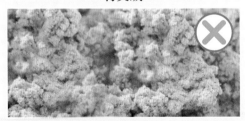

- 制作原料：当年采摘的新艾叶
- 特点：气味芳香，药性猛烈，火力较强
- 缺点：灸感不适，渗透力不强
- 用途：煮水泡脚、洗澡，或用来制作香囊、坐垫等

陈艾绒

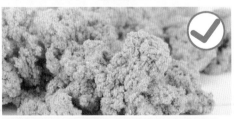

- 制作原料：在干燥通风环境下存放1~2年的艾绒
- 特点：气味清淡，药性、火力比较温和
- 优点：灸感舒适，渗透力较强
- 用途：做成艾条、艾炷等

常用的小儿艾灸方法

温和灸

方法：将艾条的一端点燃，手持艾条悬于穴位上方，与皮肤保持3~5厘米的距离进行熏烤。

时间：每个穴位艾灸5~10分钟，以皮肤出现红晕为度。

特点：艾条位置相对固定，温度比较恒定。

作用：温热散寒、通经活络、调整气血。

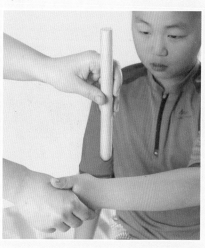

回旋灸

方法：在温和灸的基础上，转动艾条，做左右往返移动，或画圆圈式的旋转移动。火头与施灸处皮肤保持3~5厘米的距离。

时间：每个穴位艾灸5~10分钟。

特点：艾条有规律地移动，避免一个部位熏烤太久。

作用：对局部阻滞的气血有散开作用；促进全身经络运行，对灸点远端的病痛有一定作用。

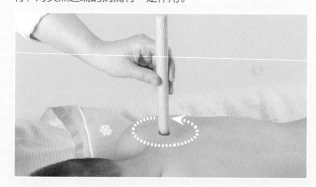

雀啄灸

方法：艾灸时，手拿着艾条像鸟雀啄米似的一上一下移动。火头与皮肤应保持2~3厘米。

时间：每个穴位艾灸5~10分钟。

特点：位置一上一下，温度忽凉忽热。

作用：对唤起穴位和经络的功能有较强的作用，常用于灸治远端的病痛和内脏疾病。

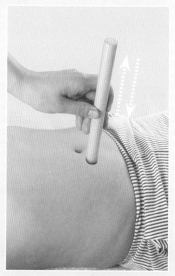

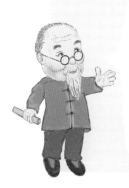

小儿艾灸方法相对简单，主要用到温和灸、回旋灸和雀啄灸三种。这三种方法都不用直接接触皮肤，适合在家里自己给孩子艾灸。

极简艾灸：让孩子能量足少生病

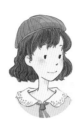

看起来都挺简单的。

不简单啊，上次我给孩子做艾灸，没多会儿他就喊烫，弄得我都不敢再灸下去了。另外，艾条点着后的艾灰也是个问题！

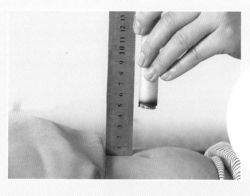

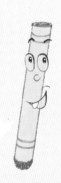

如果孩子说烫，就要一面慢慢拉开艾条和皮肤的距离，一面询问孩子的感受，调整到孩子能接受的舒适程度。

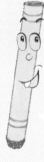

如果孩子还不会说话怎么办？不拿艾条的手别闲着，轻轻抚摸孩子艾灸的部位，一能感知灸温，二能帮孩子放松，效果棒棒哒！

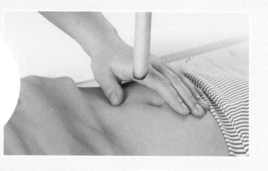

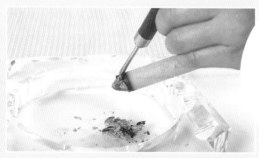

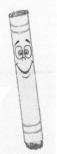

艾灰很烫，看到艾灰有点儿厚了，就先用刮灰刀刮掉艾灰，再继续艾灸。尤其是进行回旋灸、雀啄灸时，要保证艾条燃烧的那一头没有艾灰。

艾灸时出现特殊情况的处理

一、被艾灰烫伤

万一不小心将艾灰掉落孩子身上，应立即停止艾灸，移除艾灰，查看烫伤情况，同时要安抚好孩子。

烫伤不严重，只是轻微发红	皮肤发红疼痛，还有大量水疱
不需要特殊处理	小心护理，涂抹烫伤膏，注意不要弄破水疱

皮肤破皮

涂抹红霉素软膏，并尽快去医院

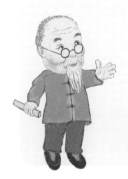

初学艾灸的人，尽量避免艾灸孩子面部，以防因操作不慎掉落艾灰，烫伤孩子脸部皮肤。

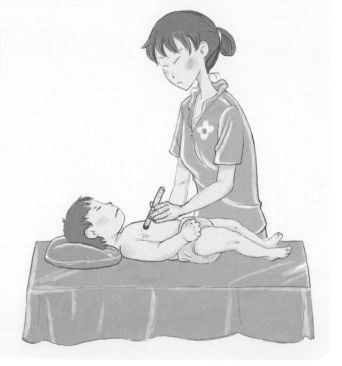

二、艾灸时突然口渴

如果孩子在艾灸过程中口渴，可以给孩子喝一些温开水，水温以不烫嘴为合适。

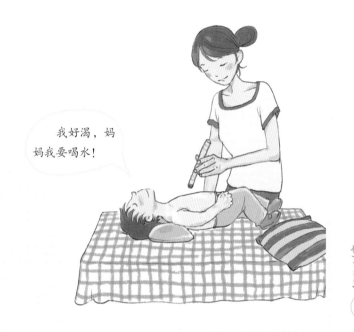

我好渴，妈妈我要喝水！

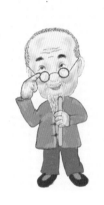

不要给孩子喝凉水或冷饮。艾灸时喝冷饮，相当于煮饭时给柴火浇水，柴火遇水很容易火灭，要想把饭煮熟可难喽！

三、对艾叶气味过敏

孩子艾灸时连续打喷嚏、头晕、咳嗽、出疹子，这种情况可能是孩子对艾叶过敏，闻到艾叶气味时出现过敏反应。要暂停艾灸，带孩子到空气流通的地方（注意冬保暖、夏防暑），同时打开艾灸房间的换气扇或门窗通风。并且建议带孩子到医院进行过敏原检测。

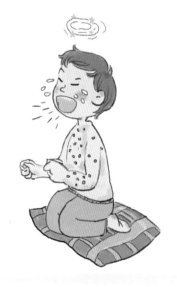

四、艾灸时哮喘

如果孩子出现哮喘，应立即停止艾灸，抱孩子到空气流通处，让他取坐位休息，身体靠在你手肘或臂弯里，并微向前倾，同时迅速取出哮喘气雾剂让孩子吸入。如症状没有缓解，应立即拨打"120"请求急救。

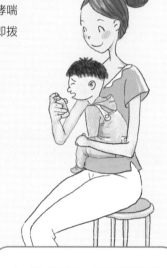

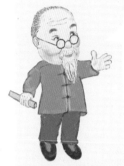

预防，预防，预防！　重要的事情说三遍！正式给孩子艾灸之前，应让孩子试闻一下艾烟，确定孩子无不适症状后，先给孩子少量试灸，确认没有问题了，再正式给孩子艾灸。尤其是有哮喘的孩子。一定要先确定孩子是否对艾烟过敏！

对艾条中的成分过敏 艾条质量差，艾烟过多 室内通风不好，空气质量差	▶	艾灸时 哮喘发作	▶	● 排查原因，遵医嘱用药 ● 艾灸前一定要咨询医生

五、晕灸

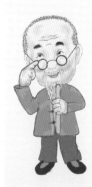

孩子艾灸时恶心、脸色苍白，这是晕灸的症状。诱发的原因可能是多方面的，需要仔细甄别应对。

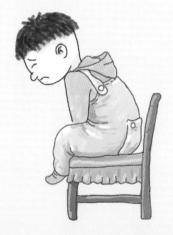

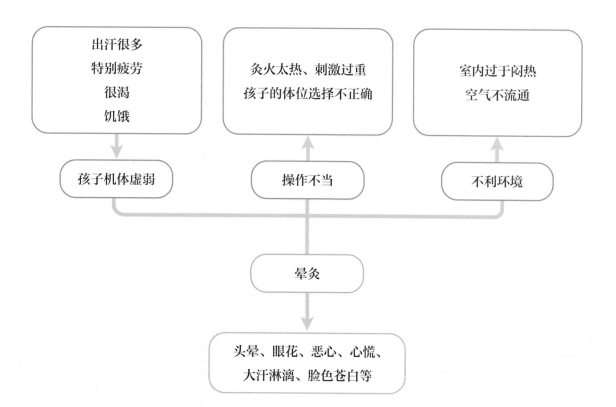

出汗很多
特别疲劳
很渴
饥饿

灸火太热、刺激过重
孩子的体位选择不正确

室内过于闷热
空气不流通

孩子机体虚弱

操作不当

不利环境

晕灸

头晕、眼花、恶心、心慌、
大汗淋漓、脸色苍白等

为了防止晕灸，灸前一定要做好准备工作：调节好室温，保持室内空气流通；在孩子身心放松、精神状态良好、不饱、不饿、不渴时艾灸。

艾灸过程中，艾条的温度可能会让孩子觉得不舒服，家长要注意及时调整室温，适当给孩子变换体位，一切以孩子觉得舒服为准。

如果孩子晕灸了，应第一时间暂停艾灸，带孩子到空气流通的地方，让孩子平躺，抬高孩子的双腿，让孩了休息片刻，同时注意保暖。

期间注意观察孩子的情况，症状缓解的可让孩子喝点儿温开水；症状加重，甚至出现晕厥的，应立即掐按水沟穴（即人中穴），同时拨打120。

晕灸不常见，
预防最重要。

艾灸讲时机，
操作要正确。

空气要流通，
温度要合适。

不适早发现，
处理要及时。

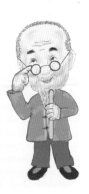

艾灸需要注意的小细节

1. 艾灸部位问题

尽量不灸头面部

艾灸部位不要太分散

2. 艾灸前后喝水问题

艾灸前一杯温开水

艾灸中可以喝温热的水

艾灸后多喝温开水

3. 艾灸期间穿衣问题

尽量暴露要艾灸的穴位

可穿薄的棉质衣服

不能穿羽绒或者化纤质地
的衣服

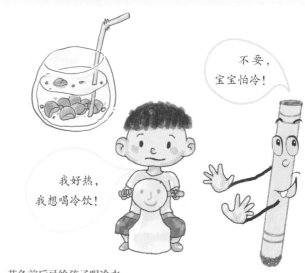

艾灸前后忌给孩子喝冷水。

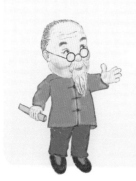

孩子对热的耐受度
低，可以在艾灸部位盖
一层薄布，或让孩子穿
薄的棉质衣服。

极简艾灸：让孩子能量足少生病

4. 艾灸后的卫生处理

宜用干毛巾给孩子擦汗，换干净衣裳

艾灸后30分钟内不能洗手、洗脸

艾灸后不要立马洗澡，需要隔10小时之后再洗

5. 艾灸后饮食细节

艾灸后过1小时再吃东西

艾灸当天不能吃冷饮和生冷寒凉的水果蔬菜

6. 不宜艾灸的情况

孩子哭闹、情绪不稳定

空腹，或者刚吃饱饭

孩子特别累时

刚运动完，满头大汗

孩子正在发热

孩子不配合

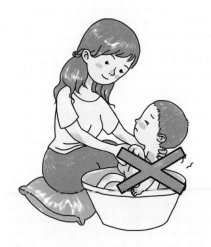

艾灸后孩子如果需要洗手、洗脸，要用温热的水洗，忌用冷水洗。

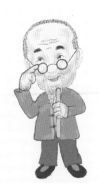

艾灸之后可能出现的排邪反应

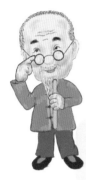

熊宝妈，你家小朋友艾灸完之后，出现过什么排邪反应吗？

什么是排邪反应？

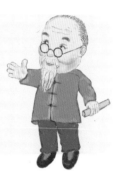

排邪反应是指有效的中医治疗中，伴随着疗效，患者出现的不可预测的机体不适反应。如服药或针灸、推拿后的嗜睡或更加乏力，就往往是机体调整、病邪排出的过程，因为深度睡眠是机体免疫力调整的第一步。

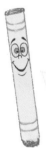

如果孩子本身就存在一些健康问题，艾灸之后，就可能会出现"排邪反应"。

艾灸的排邪反应

体质虚寒的孩子：排风寒
→ 打喷嚏
鼻塞或流鼻涕
全身酸痛
怕风怕冷
头顶、指尖、脚尖等部位冒凉气

有哮喘、鼻炎等慢性病的孩子：排痰湿
→ 身体出冷汗、黏汗
有尿意但排不出来尿
尿液混浊、气味重
腹泻、胶样黏稠大便
咳嗽痰多
脸、手脚浮肿

长期输液、使用抗生素的孩子：排火热邪毒
→ 发热，起荨麻疹、脓疱、玫瑰糠疹
起湿疹，伴有奇痒
大小便灼热

可是，怎样知道什么时候不用管，什么时候需要治疗呢？毕竟像腹泻、发热、起疹子这些症状看起来挺严重的。

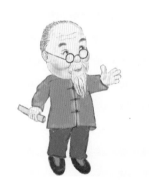

首先家长要弄清楚孩子的这些症状是什么原因引起的，如果没有发现诱因，纯属在艾灸治疗的过程中出现的，就大致可以判断是排邪反应。然后，根据孩子的具体状况做相应的处理：

孩子有精神，吃饭、睡觉等不受影响：不用紧张，继续艾灸；

孩子艾灸后起荨麻疹、湿疹等：注意卫生，小心护理，必要时遵医嘱涂药；

感觉孩子不舒服，变得烦躁：配合拔罐、推拿或艾叶煮水泡脚来缓解，或者停灸。

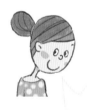

以前还真没注意过这些细节，要学的东西还很多呀。

一般排邪反应持续3天至1周，家长要注意让孩子劳逸结合。相信经过这个过程，孩子的体质、面色、精神都会越来越好。

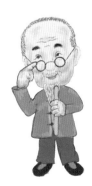

艾灸搭配推拿，让艾灸事半功倍

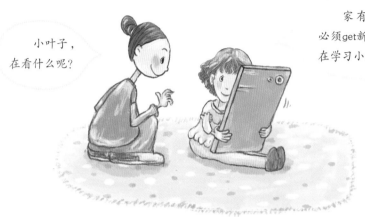

小叶子，在看什么呢？

家有熊孩子，必须get新技能！我在学习小儿推拿。

我和推拿是多年的好搭档，帮助孩子调理身体，我们是认真的！

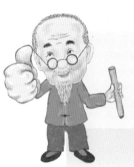

推拿与艾灸同属于中医外治方法，有通经活血、调节经络、提高身体抗病能力的作用，也很受人们欢迎。用推拿配合艾灸可以让孩子感觉更舒服，而且能提高艾灸的效果。

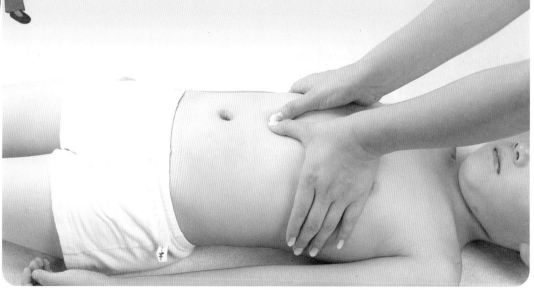

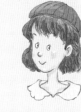
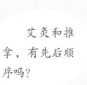

艾灸和推拿，有先后顺序吗？

一般来说，应先推拿再进行艾灸。因为艾灸的热力作用使皮肤松软，发红。如果艾灸后立即进行推拿，皮肤容易破损，增加炎症感染发生的机会，甚至可能留疤。所以刚艾灸完不要立刻推拿。视孩子皮肤恢复的情况，最好在艾灸后2~3天再推拿。

推荐艾灸前给孩子做少量推拿，帮助放松身体，或在艾灸间隔期做推拿。

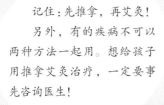

记住：先推拿，再艾灸！

另外，有的疾病不可以两种方法一起用。想给孩子用推拿艾灸治疗，一定要事先咨询医生！

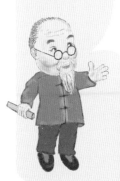

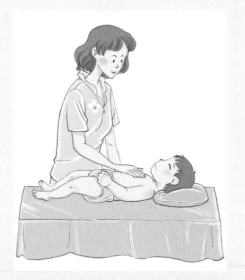

艾灸前推拿来"热身"，孩子放松，经络穴位打开，艾灸效果会更好；艾灸间隔期推拿，持续刺激经络穴位，有效巩固、加强艾灸疗效。

捏脊：小儿艾灸的"黄金搭档"

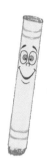

给大家介绍下我的"最佳合伙人"——捏脊。孩子吃饭不香、睡觉不稳、体质弱容易生病等，有我和捏脊在，都是小菜一碟。

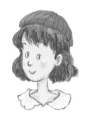

什么是捏脊？

捏脊是通过对背脊部经络的刺激，给孩子带来全面的气血改善。

人体后正中线上是人体"阳脉之海"——督脉，它主管身体的阳气，直接或间接与五脏六腑相连。脊柱两侧有定喘、心俞、肺俞、肝俞、胆俞、胃俞、脾俞、肾俞等跟脏腑有密切关系的穴位。这些经络穴位被刺激之后，可产生充盈的阳气，调整五脏六腑的功能，给孩子带来全面的气血改善，从而增强孩子的体质，让孩子吃饭好、睡觉香、少生病。

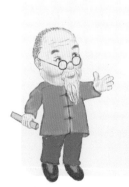

小儿捏脊是现在非常普及的家庭保健方法，简单易学，建议每一位家长都学会这项技能！

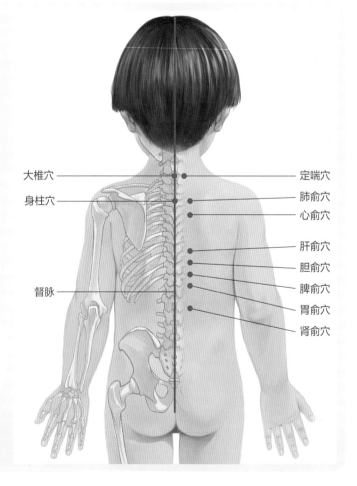

大椎穴

身柱穴

督脉

定喘穴

肺俞穴

心俞穴

肝俞穴

胆俞穴

脾俞穴

胃俞穴

肾俞穴

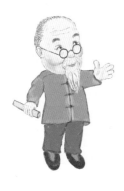

捏脊不但好处多，它还很省事，不需要借助什么工具，只要用手捏孩子背部正中的皮肤就可以了。

在为孩子捏脊时，让孩子平趴在床上，放松身体，然后沿着背部脊柱由下而上进行，一点一点推进，一直捏到颈后平肩的骨突部位，也就是我们常说的大椎穴。每次从下向上捏6次。

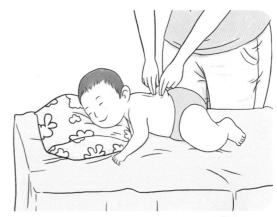

艾逗医生，您说得太快了，我还是不太明白，可以一步一步地演示一遍吗？

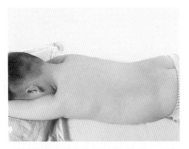

1.捏脊时，让孩子俯卧在床上，背部保持平直、放松。

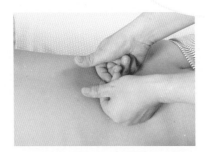

2.家长站在后方，双手拇指在上朝前，其余四指在下自然弯曲呈握空拳的姿势。

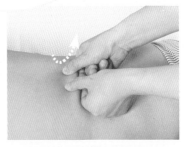

3.用食指背面抵在孩子的脊柱两侧，向前推动，同时与拇指配合，把孩子的皮肤捏起来。

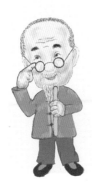

按照我的方法试一遍，你会发现捏脊一点儿也不难。

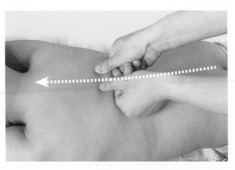

4.食指向前推动，拇指一捏一放，像波浪一样由下而上捏孩子脊柱两侧的皮肤，自尾骨一直到大椎穴。

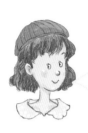

捏脊的时候，是不是还要边捏边向上提？

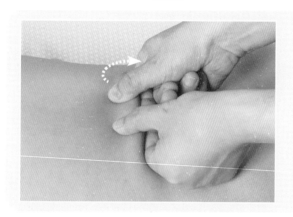

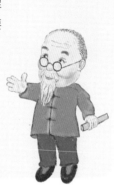

你说的叫"三捏一提"，就是捏3下，然后向上提1次。一次捏脊要做6遍，前5遍按照上面的方法做，最后一遍就要"三捏一提"了。注意，"提"这个动作不是直接向上提拉的，而是有点向后回旋的提。

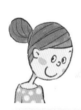

给孩子捏脊时，有什么需要注意的吗？

1.捏脊最好在早晨空腹时进行。

2.一般来讲，捏脊疗法适用于1岁以上的小儿。

3.捏脊疗法虽然看似简单，但理论内涵非常丰富，在手法运用上，也需要较强的专业技能。因此，初学捏脊的家长，建议在医生指导下进行。

4.捏脊过程中不要吹风，天气寒冷时更要做好保温措施。

5.捏脊最好在艾灸之前进行。如果已经艾灸过背部，先不要立刻捏脊，隔天视皮肤恢复情况再给孩子捏脊。

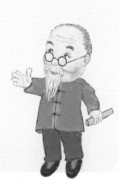

对于孩子常出现的一些病症，捏脊的方法和部位稍有不同，家长可以稍加学习，让捏脊的效果更好。

厌食、积食

从长强穴开始，拇指及食指将皮肤提起，食指向前推动，拇指向下形成捏拿、推捻动作，一捏一放，两手交替，沿着脊柱中线徐徐向前推进，然后重提脾俞穴、胃俞穴、大肠俞穴，一直捏到大椎穴为止，连续2遍。

疳积（营养不良）

常规捏脊3~5遍，重提胃俞穴、脾俞穴、大椎穴。亦可加摩腹、按揉足三里穴。

呕吐

常规捏脊3遍，从长强穴捏至大椎穴。同时重提脾俞穴、胃俞穴、大椎穴，并加按揉2~3分钟。

腹泻

从长强穴捏至大椎穴，来回3遍。同时重提大肠俞穴、肾俞穴、胃俞穴、脾俞穴，然后按揉以上穴位2~3分钟。

便秘

实热便秘，大便干硬恶臭、腹胀、口干口臭者，从命门穴向下推到长强穴，再从长强穴捏到大椎穴，指力宜重，重提大肠俞穴、胃俞穴、大椎穴，反复3遍；虚性便秘，排便困难或先干后稀、怕冷、气短者，从长强穴捏到大椎穴，指力轻柔，反复3遍，并按揉大肠俞穴、胃俞穴、脾俞穴、长强穴、命门穴各3~5分钟。

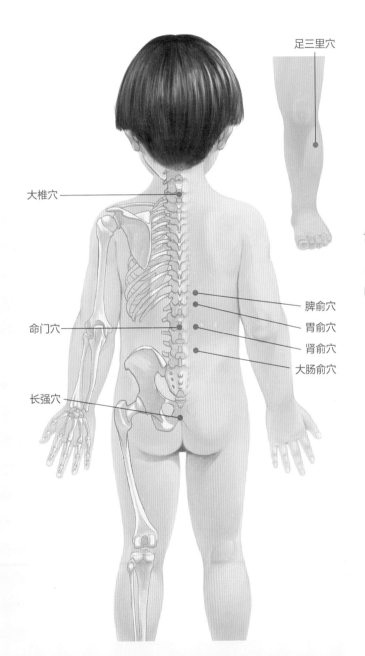

足三里穴

大椎穴

脾俞穴
胃俞穴
肾俞穴
大肠俞穴

命门穴

长强穴

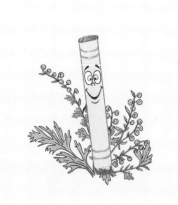

第二章

对症艾灸，一招解决孩子常见不适

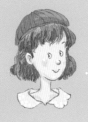

唉，宝宝都咳嗽一个星期了，针打了，药也吃了，就是没减轻，怎么办？

孩子生病，是正气在跟邪气较量。想让孩子好得快，就得加把火，让孩子身体里的正气从气势上压倒邪气。

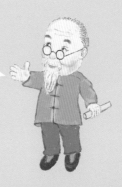

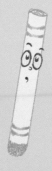

我就是激发正气的那把火！

感冒

补益肺气增强免疫

天气变化频繁，孩子抵抗力低

脾胃不好，肺变得娇气

穿得少，着凉了

气管或肺受到了感染

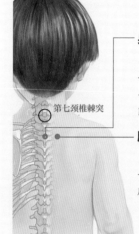

身柱穴

让孩子低头，颈部最高点是第七颈椎棘突。第七颈椎棘突下第三个突起即第三胸椎棘突，其下方凹陷处就是身柱穴。

第七颈椎棘突

肺俞穴

身柱穴旁边1.5寸（大约是孩子的食指和中指并拢的长度）处即肺俞穴。

孩子脏腑娇嫩，特别是肺和脾胃的功能相对稚嫩，就容易感冒、发热。感冒这个病，说小也小，有时候不需要特别治疗，打几个喷嚏，多喝点儿开水，睡一觉就好了；说大也大，如果不及时治疗，可能引发身体的其他问题。

艾灸有着天然的温振阳气、充实卫气、祛风散寒的功效，用来防治感冒是再合适不过的了。可以用温和灸或回旋灸的方法，给孩子灸身柱穴、肺俞穴，每个穴位艾灸10~15分钟，每天1次。孩子感冒症状缓解后，可以改为隔天1次，直至孩子感冒痊愈。

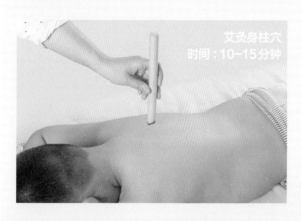

艾灸身柱穴
时间：10~15分钟

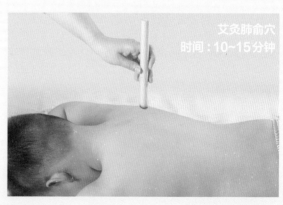

艾灸肺俞穴
时间：10~15分钟

身柱穴
补益脾肺，增强抗病能力

+

肺俞穴
宣肺、止咳、平喘

→

促进孩子生长发育，防治各种呼吸道疾病

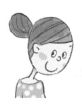

艾逗医生，我有一个疑问，感冒分风热、风寒，都能用艾灸的方法吗？

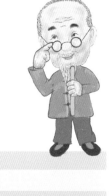

风寒感冒建议艾灸，风热感冒艾灸一般要配合刮痧或拔罐，需要专业的医生来操作。

	风寒感冒	风热感冒
高发季节	秋冬	夏季
发病过程	没有休息好，再加上吹风或受凉，导致寒邪侵体，开始出现流清鼻涕、怕冷以及浑身酸痛等症状	多因便秘或热邪侵体，开始出现喉咙疼痛的现象，过一两天出现鼻塞、浓痰等症状
主要症状	流鼻涕、咳嗽以及浑身酸痛、怕冷等	发热、头痛、咽喉肿痛
区分方法	痰液呈白色或者透明	痰液呈脓性，颜色偏黄
	喉咙没有红肿、疼痛等异常状况	喉咙红肿、疼痛，甚至喝水都痛
	鼻涕像清水一般	鼻涕很浓，颜色微微发黄
	出汗不多或无汗	出汗多
备注	如果一开始流清鼻涕，后转为流黄鼻涕，说明有内热了，这时不宜再艾灸了，应咨询医生，调整用药	

艾灸的方法，在感冒的各个阶段都能用吗？

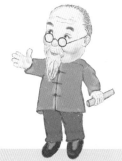

艾灸治疗风寒感冒，越早越好。可以通过观察孩子当前的症状来判断适不适合艾灸。

病程阶段	症状	艾灸	说明
感冒初期	打喷嚏，轻微咳嗽	√	及时艾灸，补充阳气，祛除寒邪，让感冒好得快
感冒中期	恶寒、鼻塞、鼻流清涕、头痛等	√	温阳散寒，缓解上述症状
感冒日久	喉咙干痛、鼻流黄脓涕、怕热、口渴等	×.	需要口服清热解毒的药物，不宜再艾灸

咳嗽 ⋯⋯⋯⋯⋯⋯⋯⋯⋯⋯⋯⋯⋯⋯⋯⋯ 宣肺止咳效果好

呼吸道感染

肠胃功能不好，积食过多

穿得少，着凉了

小儿咳嗽不光是气管、肺的事儿，肠胃有时候也来掺一脚。所以对付小儿咳嗽，要调和孩子的呼吸系统、肠胃功能，才能标本兼治。

用艾灸调理咳嗽，可以用温和灸的方法，依次艾灸大椎穴、风门穴、肺俞穴、中脘穴和神阙穴，每个穴位灸3~5分钟，至皮肤微微发红。

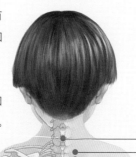

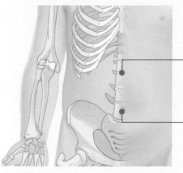

中脘穴
胸骨下端和肚脐连接线中点（脐中上4寸，约五横指）就是中脘穴。

神阙穴
让孩子仰卧，或正坐，肚脐中央就是神阙穴。

大椎穴
让孩子低头，颈部最高点（第七颈椎棘突）下方凹陷处即是大椎穴。

风门穴
让孩子低头，颈后突出的椎骨是第七颈椎棘突，第七颈椎棘突下第二个突起处下方两侧1.5寸（食、中二指并拢的宽度）处即风门穴。

肺俞穴
让孩子低头，颈部突出的椎骨是第七颈椎棘突，第七颈椎棘突下第三个突起下方两侧1.5寸（食、中二指并拢的宽度）处即肺俞穴。

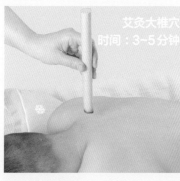

艾灸大椎穴
时间：3~5分钟

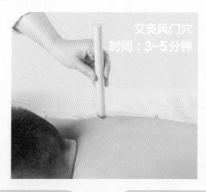

艾灸风门穴
时间：3~5分钟

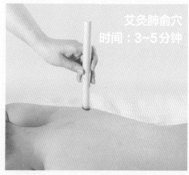

艾灸肺俞穴
时间：3~5分钟

大椎穴
激发阳气、疏风解表

➕

风门穴
疏散风寒、清热调肺

➕

肺俞穴
宣肺、止咳、平喘

➡

调和孩子的呼吸系统

极简艾灸：让孩子能量足少生病

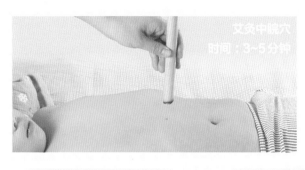

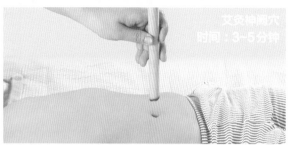

| 中脘穴
消食导滞、和胃健脾 | + | 神阙穴
培元固本、和胃理肠 | → | 改善孩子的肠胃功能 |

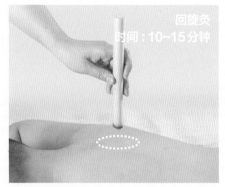

风门穴、肺俞穴距离很近，可以用回旋灸的方法在这两个穴位及其周边来回移动艾灸，时间10~15分钟。

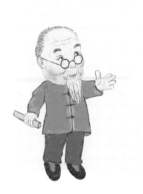

风门、肺俞两个穴位周边就是肺区，艾灸整个肺区，控制咳嗽的效果更好。不过，不能偷懒哦，两个穴位合灸的时间不能少于10分钟。

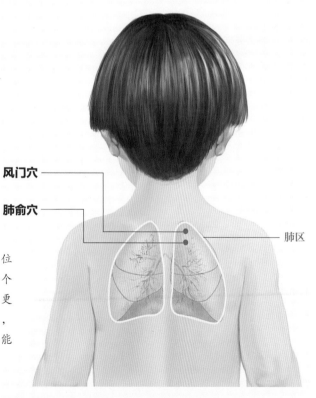

风门穴

肺俞穴

肺区

腹泻 ———————— 调和脾胃止泻快

肚子着凉

饮食不卫生

消化不良

我家熊孩子昨天吃多了，晚上睡觉又蹬被子，估计肚子受凉了，今天有点儿拉肚子，用艾灸怎么调养？

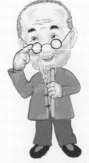

小儿腹泻可以用温和灸的方法，依次艾灸神阙穴和肚脐两侧的天枢穴，每个穴位3~5分钟左右，能帮助肠胃恢复正常功能。

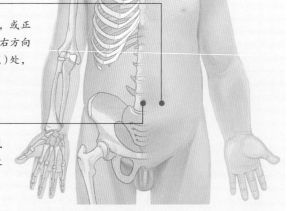

天枢穴 ——————

让孩子取仰卧位，或正坐，从肚脐位置，左右方向水平2寸（约三横指宽）处，即为天枢穴。

神阙穴 ——————

让孩子仰卧，或正坐，肚脐中央就是神阙穴。

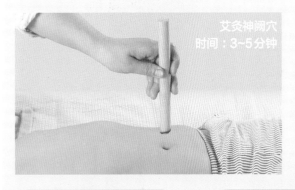

艾灸神阙穴
时间：3~5分钟

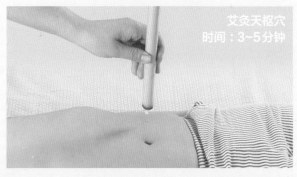

艾灸天枢穴
时间：3~5分钟

神阙穴
温阳固脱、健运脾胃

+

天枢穴
既能止泻，又能通便

→ 调和脾胃、增强脾胃功能

极简艾灸：让孩子能量足少生病

艾灸前，家长可以把手搓热，双手覆盖住孩子的肚脐部位，按逆时针的方向轻轻按摩孩子的肚脐周围3分钟左右，给艾灸"热热身"。

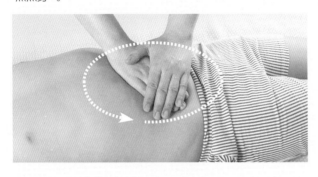

捏脊配合艾灸治疗腹泻也很有效！家长可以回到第31页学习一下捏脊的方法。

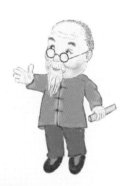

艾灸前也可以按照下边的方法给孩子做推拿以加强止泻效果：

让孩子仰卧，家长用手由中脘穴慢慢向下推移至关元穴，往复30~50次，再按揉中脘穴、天枢穴、气海穴及足三里穴，每个穴位1~2分钟。

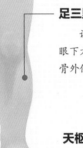

足三里穴

让孩子正坐，屈膝，外膝眼下方3寸（约四横指），小腿骨外侧就是足三里穴。

天枢穴

肚脐左右两侧2寸（约三横指宽）处，即为天枢穴。

中脘穴

胸骨下端和肚脐连线中点（脐中上4寸，约五横指）就是中脘穴。

关元穴

肚脐下3寸（约四横指宽）处就是关元穴。

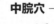

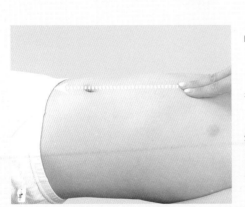

腹痛

调和气血减疼痛

吃生冷刺激食物

情绪过于激动

暴饮暴食　肚子受凉

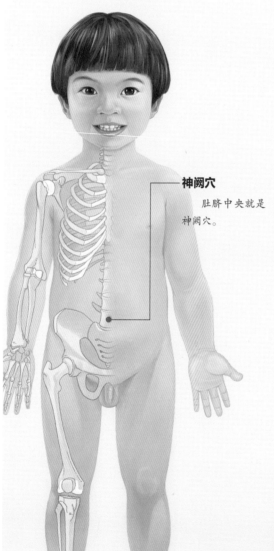

神阙穴
肚脐中央就是
神阙穴。

饮食不当、情绪过于激动，都有可能扰乱气血的正常运行，导致肠胃功能失调，引起腹痛。

可以找神阙穴来帮忙。

孩子腹痛时，家长可以先搓热双手，用手掌轻按孩子的神阙穴，并沿逆时针轻轻按摩肚脐周围。

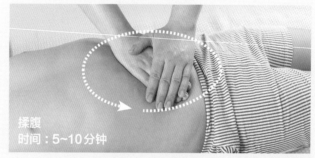

揉腹
时间：5~10分钟

等孩子腹痛缓解一些后，再用艾条温和灸神阙穴及肚脐周围10~20分钟，以皮肤微有红晕为度。在艾灸的同时，家长可不时用手掌抚按孩子的腹部，一能安抚孩子，二能感知艾灸的温度。

推拿加艾灸的双重刺激，可调气血、通经络、温暖脾胃，使腹痛的症状得到缓解。

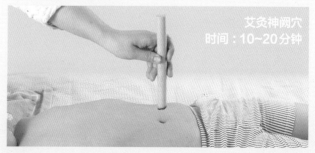

艾灸神阙穴
时间：10~20分钟

先揉肚子再艾灸，学习了。不过每次看着孩子捂着肚子、有气无力的样子，真是太煎熬了，有什么方法预防吗？

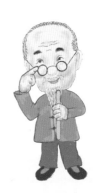

有，做到下面几点，能很大程度减少腹痛的发生。

1. 管住孩子的嘴

很多腹痛都是吃出来的，夏季贪凉，脾胃也跟着受寒。气血遇寒易滞，滞则不通，不通则痛。所以，预防小儿腹痛，家长最重要的是管住孩子的嘴，三餐要规律，加餐要适量。不贪凉，不嗜辣，饭菜温度要正好。

2. 帮助孩子控制好情绪

玩得太高兴、笑得太大声、哭得太猛、心里太着急，都有可能扰乱脾胃气血的运行，引起腹痛。家长要注意引导孩子正确发泄情绪，或者转移孩子注意力，帮助孩子控制好情绪。

3. 增强脾胃功能

平时可帮助孩子按摩、艾灸腹部，腹部的神阙穴、天枢穴、中脘穴等，可以调和脾胃，避免或减少腹痛的发生。

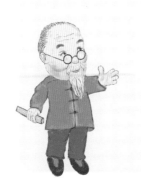

小儿病情变化多端，孩子表达能力有限，家长一定要细心观察，认真辨认，如果属于急腹症，如阑尾炎、肠梗阻、肠套叠等，应马上就医。

厌食 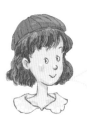 ......健脾和胃吃饭香

44

最怕孩子不好好吃饭了。吃不好，营养跟不上，孩子不长个，免疫力也不好，听说还会影响智力。

小儿厌食多数原因是脾胃失调。可以用艾条温和灸神阙穴、中脘穴、足三里穴，灸至皮肤稍见红晕为度，每次每穴约10分钟。开始时隔日一次，10次后改为每周艾灸2次，15次为1个疗程，疗程结束后观察孩子的进食情况，再制定下一阶段的艾灸方案。

不用那么焦虑，发现问题，就要想办法解决问题。

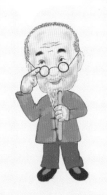

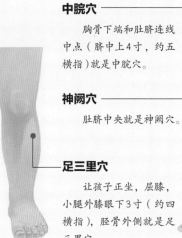

中脘穴
胸骨下端和肚脐连线中点（脐中上4寸，约五横指）就是中脘穴。

神阙穴
肚脐中央就是神阙穴。

足三里穴
让孩子正坐，屈膝，小腿外膝眼下3寸（约四横指），胫骨外侧就是足三里穴。

神阙穴 培元固本、和胃理肠	**中脘穴** 消食导滞、和胃健脾	**足三里穴** 健脾和胃、培补元气	增进食欲，改善厌食症状

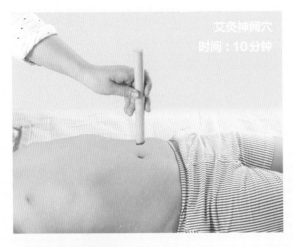

艾灸神阙穴
时间：10分钟

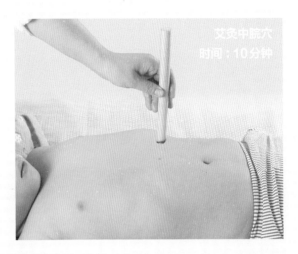

艾灸中脘穴
时间：10分钟

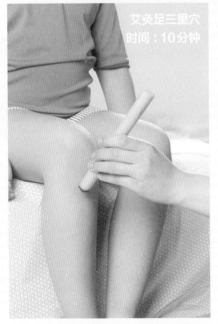

艾灸足三里穴
时间：10分钟

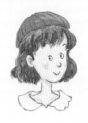

每次艾灸时，
这3个穴位一个都
不能落下吗？

看孩子的配合程度，孩子配合得好，最好3个穴位一起艾灸。如果孩子配合程度差一些，可重点艾灸腹部的神阙穴和中脘穴。

神阙穴和中脘穴都在上腹部，可以用回旋灸的方法一起艾灸。艾条来回移动，温热刺激覆盖腹部，对调和脾胃气血很有帮助。

除了用艾灸的方法增进食欲，家长还要在生活细节上多加注意：

1. 三餐定时，加餐适量，减少零食；

2. 饮食荤素、粗细、干稀合理搭配；

3. 改善进餐环境，让孩子专心吃饭；

4. 吃饭前和吃饭中不要让孩子大量饮水；

5. 保证孩子睡眠充足，适量活动，定时排便。

呕吐

调和脾胃快速止呕

食物不消化壅滞胃中

大哭大闹或太兴奋

吃得太多太饱

肚子受凉

胃肠疾病或某些病症

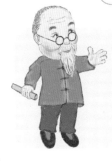

孩子呕吐，多是吃的方面出了问题。正常情况下，人的胃气是和降的。但是，如果孩子暴饮暴食、吃太多寒凉油腻的食物，让脾胃一直在"加班"，得不到休息，就会扰乱脾胃的升降，其中胃的气机逆转向上至横膈，孩子就容易发生呕吐、打嗝这些现象。

推荐一个止呕的特效穴——膈俞穴。膈俞穴是膀胱经的穴位，因为内应横膈，故而得名"膈俞穴"。又因有理气宽胸、活血通脉的作用，所以膈俞穴常用于呕吐、呃逆、胸闷等病症上。

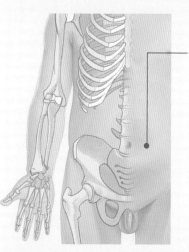

天枢穴
肚脐左右方向水平2寸（约三横指宽）处，即为天枢穴。

膈俞穴
背部第七胸椎棘突下，旁开1.5寸（约二横指宽）处，就是膈俞穴。

脾俞穴
背部第十一胸椎棘突下，旁开1.5寸（约二横指宽），即为脾俞穴。

胃俞穴
背部第十二胸椎棘突下，旁开1.5寸（约二横指宽），即为胃俞穴。

缓解呕吐

| **膈俞穴**
理气宽胸、活血通脉 | ＋ | **胃俞穴**
健脾和胃 | ＋ | **脾俞穴**
利湿升清、健脾和胃 | ＋ | **天枢穴**
健脾和胃，消滞、理气 |

给孩子艾灸膈俞穴之前，可先按揉这个穴位热热身。按揉方法：双手食指分别按在孩子脊背两侧膈俞穴上，按揉3~5分钟，力度由轻渐重，以孩子能接受为度。

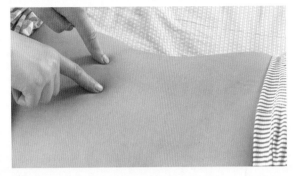

按揉后让孩子休息几分钟，再用艾条温和灸或雀啄灸膈俞穴10~15分钟，以孩子皮肤稍有红晕为度。如果孩子艾灸配合得好，可以加灸腹部的天枢穴、中脘穴和背部的脾俞穴、胃俞穴，这些穴位每穴灸5~10分钟。

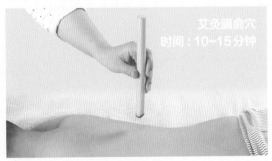

艾灸膈俞穴
时间：10~15分钟

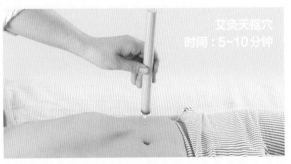

艾灸天枢穴
时间：5~10分钟

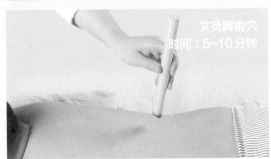

艾灸脾俞穴
时间：5~10分钟

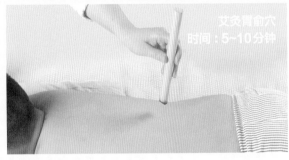

艾灸胃俞穴
时间：5~10分钟

如果孩子呕吐时呈喷射状，或者呕吐后精神状态很差，要尽快带孩子去医院诊治，不要自行给孩子艾灸或推拿。

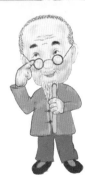

疳积

喂养不当，脾胃受伤，影响生长发育

乳食内积，脾胃受损

疳积的孩子除了吃饭不香，面黄肌瘦，还有以下表现：
- 头发稀疏枯黄
- 大便干稀不调
- 经常腹胀、便秘
- 手脚力气小或乏力
- 精神萎靡不振
- 晚上睡觉磨牙
- 抵抗力差，容易生病

邻居家的孩子面黄肌瘦，年龄和我家孩子差不多大，个子却矮不少，老人说可能是疳积。

身柱穴

低头，颈部最高点是第七颈椎棘突，第七颈椎棘突下第三个突起下方的凹陷处就是身柱穴。

命门穴

背部第二、三腰椎棘突间，即为命门穴。可取一条绳子过脐水平绕腹一周，绳子与后背中线的交点就是命门穴。

太白穴

足内侧第一跖趾关节近端赤白肉际凹陷处，即为太白穴。

天枢穴

肚脐左右两侧2寸（约三横指宽）处，即为天枢穴。

疳积，无积不成疳，而"积"是孩子的脾胃出了问题。所以，要调理疳积的问题，一是找医生，二是要给孩子调和脾胃。

用艾灸来调理，可给孩子温和灸身柱穴、命门穴、天枢穴和太白穴，每个穴位10~15分钟，以孩子皮肤稍有红晕为度。开始时，每天1次，连续艾灸3天，然后每隔1~2天给孩子艾灸1次。

调理疳积

身柱穴	命门穴	天枢穴	太白穴
增强体质、提高免疫力	扶正固本、激发元阳	健脾和胃	脾经原穴，健脾大穴
+	+	+	

可以每次选2个穴位给孩子艾灸，穴位少点、艾灸的时间短点，孩子更容易接受。

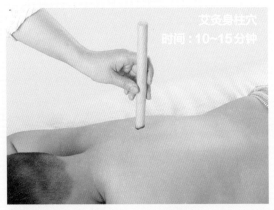

艾灸身柱穴
时间：10~15分钟

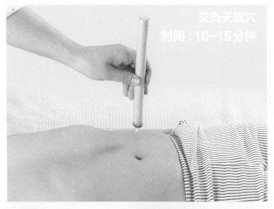

艾灸天枢穴
时间：10~15分钟

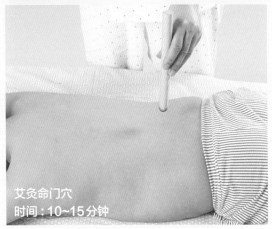

艾灸命门穴
时间：10~15分钟

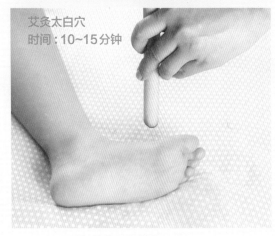

艾灸太白穴
时间：10~15分钟

疳积的调理是场持久战，可能一个月或两个月，也有可能是半年以上，配合捏脊效果更好，具体方法见第31页。

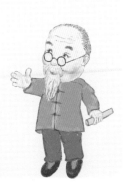

便秘 .... 通便理气肠道通

测一测：便秘盯上宝贝了吗？

☐ 每周排便少于3次

☐ 排便费力

☐ 粪便硬结、量少

☐ 伴有腹胀、腹痛、口臭、食欲缺乏等

如果宝贝有以上情况，说明是便秘了。宝贝"嗯"不出来，便秘停留
在身体里危害多，一定要重视哦！

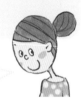

呃，我家小胖墩几乎"满分"。不过没事，对付便秘，我有"神器"——开塞露，一用就通。实在不行还有泻药。

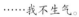

......我不生气。

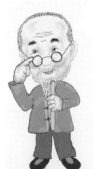

孩子肠胃娇嫩，"一言不合"就用药，表面上解决了便秘的问题，实际上肠胃最受伤。就拿开塞露来说，偶尔用一次没什么问题，但长期使用，会形成药物依赖，还容易造成肠壁干燥，引起习惯性便秘。

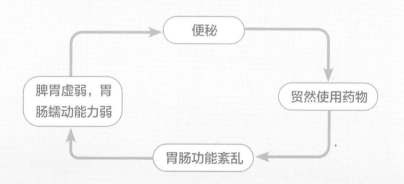

便秘 → 贸然使用药物 → 胃肠功能紊乱 → 脾胃虚弱，胃肠蠕动能力弱 → 便秘

极简艾灸：让孩子能量足少生病

其实，对便秘我们也能"温柔以待"：先
用食指或中指点按孩子肚脐四周，每个部位
点按60次，然后将手掌搓热，用掌根以画圈
的方式按揉孩子肚脐以及天枢穴30~50次。
再用艾条回旋灸两侧天枢穴10~15分钟，以
孩子皮肤稍有红晕为度，每天1次。注意观察
孩子排便情况，如果症状缓解了，可改成隔
天艾灸一次，直到症状消失。

天枢穴

肚脐左右方向水平
2寸（约三横指宽）处，
即为天枢穴。

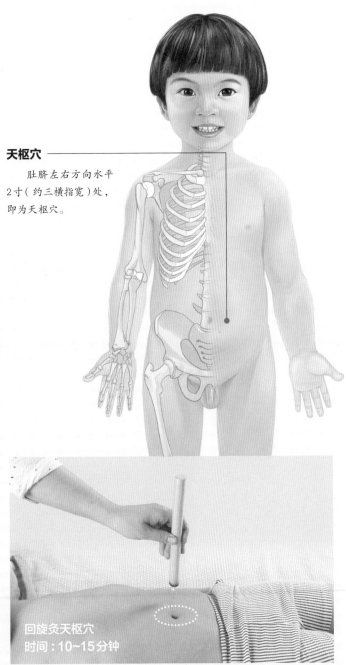

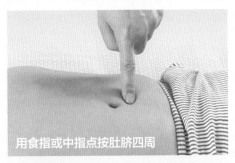

用食指或中指点按肚脐四周

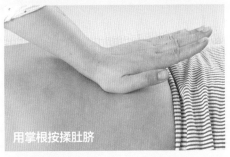

用掌根按揉肚脐

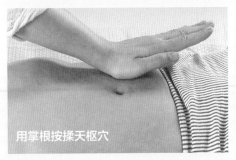

用掌根按揉天枢穴

回旋灸天枢穴
时间：10~15分钟

我家孩子一给他揉肚子，他就笑个不停，躲来躲去的。

升级打怪，没有点儿技能那不叫新时代老母亲。揉肚子不配合，那就找后背嘛。

极简艾灸：让孩子能量足少生病

如果孩子不配合，可以将腹部穴位改为背部穴位：先把拇指指腹放在孩子的大肠俞穴上，然后向下推按至关元俞穴，反复推按3~5分钟，以孩子皮肤稍有红晕为度。推按的力度由轻渐重，以孩子能接受为宜。让孩子稍微放松一下，再用回旋灸的方法，从上往下艾灸这两个穴位20~30分钟。

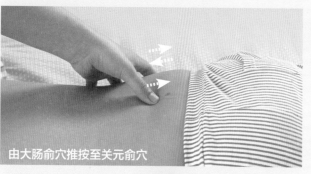

由大肠俞穴推按至关元俞穴

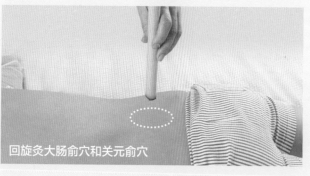

回旋灸大肠俞穴和关元俞穴

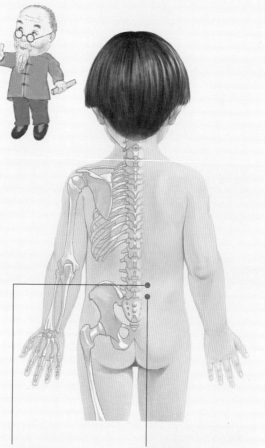

大肠俞穴

在第四腰椎棘突下，后正中线旁开1.5寸处（双手叉腰时摸到的两侧骨盆最高点的连线，与后正中线相交处旁约二横指宽处），即为大肠俞穴。

关元俞穴

在第五腰椎棘突下，后正中线旁开1.5寸，即为关元俞穴。

还可以温和灸关元俞穴、大肠俞穴，每天1次，每次每穴15~20分钟，以孩子皮肤稍微有红晕。如果孩子便秘症状缓解了，就不用每天都艾灸，隔天艾灸一次，直至症状消失就可以了。

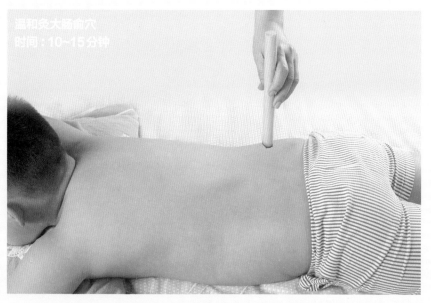

温和灸大肠俞穴
时间：10~15分钟

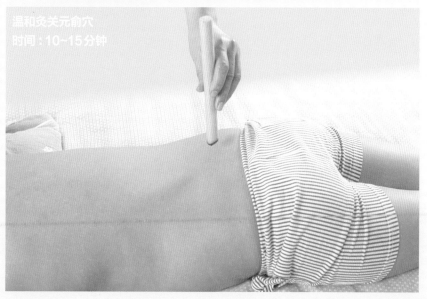

温和灸关元俞穴
时间：10~15分钟

积食

孩子天生脾胃虚弱

吃得太多、太饱，或过凉过硬，使脾胃受损

腹部受凉、药使用不当，导致脾胃虚寒

孩子不爱吃饭，打嗝有酸臭味儿，是不是冷饮吃太多积食了？

如果孩子食欲下降，同时出现以下一种或几种情况，那么很有可能是积食了：
- 嘴里有酸臭味
- 舌苔白且厚
- 腹胀、便秘
- 脸容易发红
- 睡眠不安
- 手心、脚心、腹部灼热
- 食欲下降

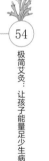

极简艾灸：让孩子能量足少生病

孩子积食，多是脾胃出了问题。可以给孩子温和灸神阙穴、中脘穴、气海穴，每个穴位灸15分钟，以皮肤有红晕为度。开始时每天艾灸1~2次，留意观察孩子情况，如果孩子食欲增加、每天排便正常，3~5天艾灸一次就可以了。

中脘穴

胸骨下端和肚脐连线中点（脐中上4寸，约五横指）就是中脘穴。

神阙穴

肚脐中央就是神阙穴。

气海穴

腹部正中线，肚脐下1.5寸，就是气海穴。

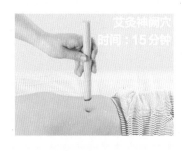

艾灸神阙穴
时间：15分钟

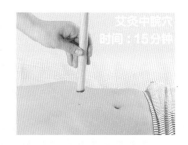

艾灸中脘穴
时间：15分钟

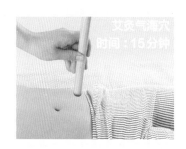

艾灸气海穴
时间：15分钟

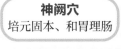

神阙穴
培元固本、和胃理肠

＋

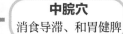

中脘穴
消食导滞、和胃健脾

＋

气海穴
温阳益气、培元补虚

增强孩子脾胃功能，
促进积食的消化

腹部的这几个穴位离得近，可以用回旋灸的方法来回灸，不用非得一动不动地灸这几个穴位。

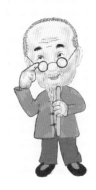

推拿方法

给孩子按揉神阙穴、中脘穴和气海穴，每个穴位3~5分钟。也可以把手搓热，用画圈的方式给孩子按摩整个腹部。

捏脊

可以参考第31页的方法，给孩子捏脊。艾灸配合捏脊，效果会更好。

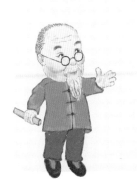

如果孩子不配合，艾灸时间不够，可以用推拿、捏脊来补充。但要注意：不必每种方法都用，以孩子的接受度为标准，哪个适合用哪个。

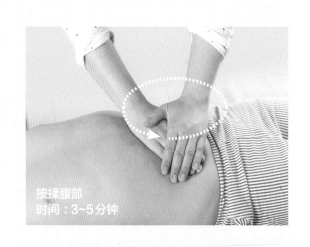

按揉腹部
时间：3~5分钟

慢性鼻炎

宣通肺气呼吸畅

外感风寒

寒热之邪客留于肺、鼻

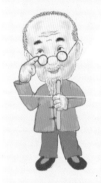

动时鼻子通畅，
静时鼻子不畅，孩
子可能是得了鼻炎。

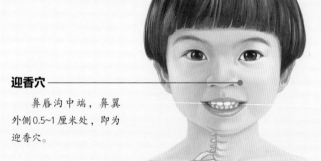

迎香穴

鼻唇沟中端，鼻翼
外侧0.5~1厘米处，即为
迎香穴。

鼻炎看起来是鼻子出了问题，其实
根源在于肺。我们可以给孩子按摩迎香
穴，艾灸列缺穴，以宣通肺气。肺气运
行顺畅了，鼻塞、流鼻涕等问题也就迎
刃而解了。

列缺穴

列缺穴在前臂外侧，腕横纹上1.5
寸，拇短伸肌腱与拇长展肌腱之间。

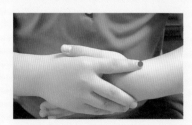

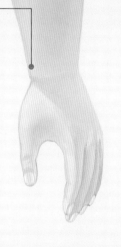

双手虎口相对而握，上面一手的
食指在另一手的腕部桡侧伸直，食指
尖下面即是列缺穴。

迎香穴	列缺穴	宣通肺气，缓解鼻炎
疏散风热，通利鼻窍	+ 疏风解表、宣肺理气 →	

迎香穴按摩方法

双手食指对称点按左右迎香穴3~5分钟，早晚各1次。按压时力度由轻渐重，以孩子能接受为宜。大一点儿的孩子，可让孩子尝试自己按摩。

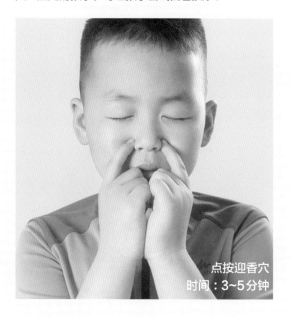

点按迎香穴
时间：3~5分钟

列缺穴艾灸方法

艾灸前，用拇指从手掌向手臂方向来回推揉孩子的列缺穴，既能给穴位"热身"，又能帮孩子放松。然后用艾条温和灸列缺穴，每次7~8分钟，每日1次。

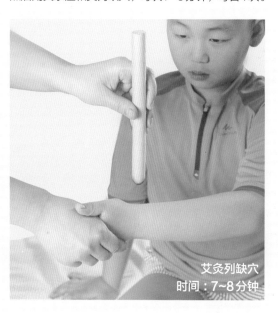

艾灸列缺穴
时间：7~8分钟

为什么不直接艾灸迎香穴呢？

迎香穴的位置很特殊——它在面部，而且挨着鼻孔和眼睛很近。艾灸时艾柱的温度和艾烟可能会刺激孩子的鼻子和眼睛，让他觉得不舒服，再加上孩子好动，艾灸时动来动去容易被烫伤，所以我们用按摩的方法代替艾灸！

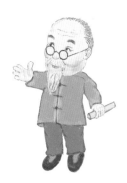

哮喘

情绪波动

风寒入侵

饮食不节

津液代谢障碍

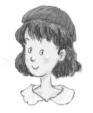

哮喘关联脾、肺、肾三个脏腑，那么得艾灸多少个穴位?

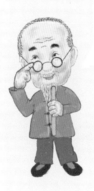

哮喘看起来病在肺脏，其实与脾、肾的关系也非常密切。它们当中任何一个脏腑出了问题，都有可能造成津液的分布、代谢障碍，而积聚成痰湿，阻滞于肺络，引发哮喘。也就是说，哮喘的调养，脾、肺、肾一个都不能落下。

推荐一个简单的方法——用艾条给孩子回旋灸脊背。以大椎穴为起点，向下艾灸脊背左侧直到肾俞穴，接着从右侧肾俞穴向上艾灸至定喘穴，循环反复灸20分钟左右，以孩子皮肤稍有红晕为度。开始时每天艾灸1次，10次后改为间隔3~5天艾灸一次。

背部有很多跟脾、肺、肾有关系的穴位，艾灸整个背部，也就是在调补脾、肺、肾。

大椎穴

让孩子正坐，低头，颈部最高点（第七颈椎棘突）下方凹陷处即是大椎穴。

定喘穴

孩子取俯卧位，或正坐，第七颈椎棘突下，旁开0.5寸处，即为定喘穴。

肾俞穴

孩子取俯卧位，或正坐，第二腰椎棘突旁开1.5寸（约二横指）处，即为肾俞穴。

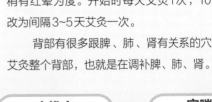

| **大椎穴** 激发阳气、疏风解表 | + | **定喘穴** 止咳平喘，通宣理肺 | + | **肾俞穴** 温通元阳、强腰利水 | → | 缓解哮喘 |

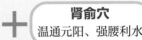

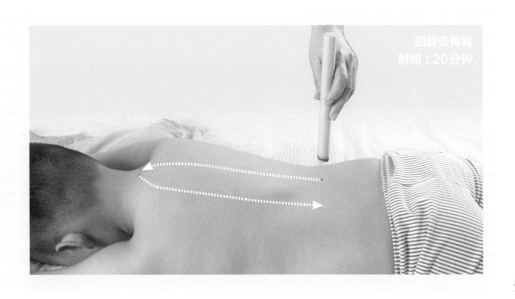

回旋灸脊背
时间：20分钟

方法虽简单，效果却不一般。但是，如果孩子实在不配合艾灸怎么办？

如果孩子不配合，可以化艾灸为推拿：给孩子推揉后背，当推揉到大椎、定喘、肾俞这些穴位时，可重点顺时针按揉3~5分钟，再逆时针按揉3~5分钟，力度由轻渐重，以孩子接受为宜。

艾灸只是缓解期的辅助调养方法，孩子哮喘急性发作时，应及时使用气雾剂缓解，并立即就近到医院治疗。

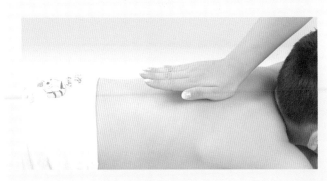

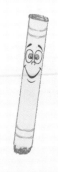

盗汗

津液外泄 ← 卫阳弱，使皮肤腠理疏松 ← 肺气虚弱

入睡后大汗淋漓，醒后汗即止，这是盗汗的表现。

用艾灸调养，可温和灸大椎穴、肺俞穴、膏肓穴，每个穴位艾灸15分钟左右，每日1次，10天为1个疗程。1个疗程结束后，观察孩子的情况，如果盗汗缓解，就可改为间隔3~5天艾灸一次。

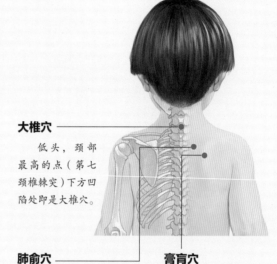

大椎穴

低头，颈部最高的点（第七颈椎棘突）下方凹陷处即是大椎穴。

肺俞穴

第七颈椎棘突下第三个突起即第三胸椎棘突，第三胸椎棘突下旁1.5寸（约二横指宽）处即肺俞穴。

膏肓穴

让孩子正坐，低头，第四胸椎棘突下，旁开3寸（约四横指宽），即为膏肓穴。

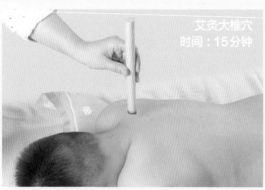

艾灸大椎穴
时间：15分钟

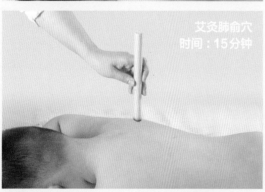

艾灸肺俞穴
时间：15分钟

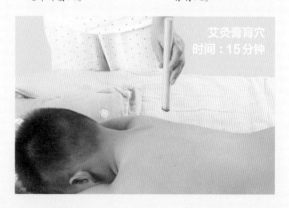

艾灸膏肓穴
时间：15分钟

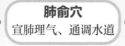

大椎穴
激发阳气、疏风解表

＋

肺俞穴
宣肺理气、通调水道

＋

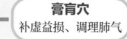

膏肓穴
补虚益损、调理肺气

→ 缓解盗汗

在艾灸之前先给孩子做一下推拿，调治盗汗会更轻松。

按揉腹部法

将双手搓热，将双手手掌重叠放在孩子的腹部，顺时针或逆时针按揉腹部3~5分钟。

腹部的神阙穴可是"大补药"，经常刺激这个穴位，有温补下元、固表止汗的作用。

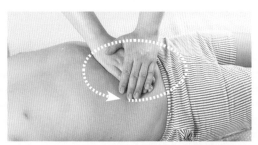

按揉足三里穴

按揉时，拇指指面着力于孩子的足三里穴上，边按边揉，以产生酸、胀感为度，每次按揉持续数秒后渐渐放松，每天可按摩2~3次，每次5分钟。

足三里穴有调理脾胃、补中益气、通经活络、扶正祛邪等作用，可提高脏腑功能，增强体质。

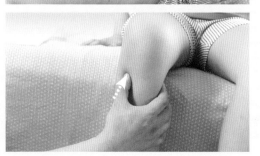

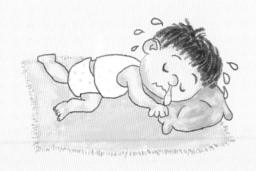

大多数孩子的盗汗是生理性的，对健康无太大影响，家长不必过于紧张。但如果是因缺钙或某些全身性疾病所引起的病理性盗汗，除了出汗多，还有其他病症表现，家长应细心观察，及时就医。

湿疹

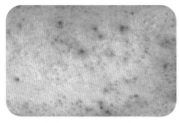

小儿湿疹多见于面部，逐渐蔓延至躯干，四肢。常伴有奇痒，孩子夜间会哭闹，躁动不安。

我家孩子七八个月的时候就长了这种湿疹，脸上、肚子上、手上一片片的，痒得他又哭又闹又抓的，我们也被折腾得够呛。

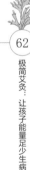

极简艾灸：让孩子能量足少生病

初时为红斑或红丘疹

↓

随着病情加重出现小水疱、结痂等

↓

严重时引起局部淋巴结肿大

湿疹多因脾失健运、湿热阻滞、影响皮肤气血运行所致，艾灸有温经通络、散结除湿之功效。

我们可以用回旋灸的方法，先灸湿疹部位6分钟，再灸曲池穴、血海穴、合谷穴各3~5分钟，每天1次。艾灸1个星期后，如果孩子身上的水疱萎缩，表皮变得干燥，夜间瘙痒症状也消失了，就可以改成间隔3~5天艾灸一次。

曲池穴
掌心向上，弯曲手肘呈45°，肘关节桡侧，肘横纹头即是曲池穴。

合谷穴
手背，第1、2掌骨间，当第二掌骨桡侧的中点处，即为合谷穴。

血海穴
大腿内侧，髌底内侧端上2寸，当股四头肌内侧头的隆起处，即为血海穴。

| **曲池穴**
清热解毒、活血通络 | + | **合谷穴**
疏风清热、止痛止痒 | + | **血海穴**
活血化瘀，健脾除湿 | → | 温经通络、散结除湿，缓解湿疹 |

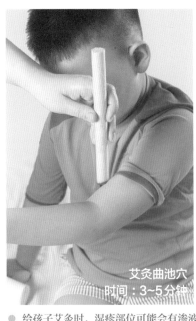
艾灸曲池穴
时间：3~5分钟

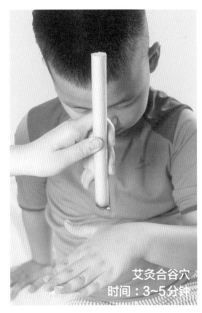
艾灸合谷穴
时间：3~5分钟

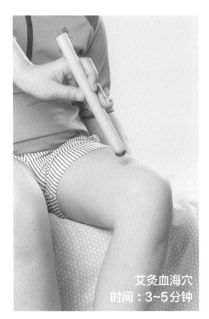
艾灸血海穴
时间：3~5分钟

● 给孩子艾灸时，湿疹部位可能会有渗液，可用干净、柔软的纱布轻按渗液部位，吸掉渗液；

● 艾灸结束后30分钟，用温开水清洗孩子的湿疹部位，吸干水分后，遵医嘱涂抹外用药。

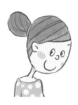

这几个穴位比较分散，有的在手背，有的在手肘，还有的在腿上。要是孩子不配合，艾灸起来有难度啊。

呃……艾灸一定要灵活。孩子配合度好，尽量各个部位都艾灸到；孩子配合度差一点，孩子哪里长湿疹就艾灸哪里。

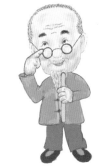

那如果孩子是脸上长湿疹呢？

脸上的湿疹千万不要找我啊！孩子好动，如果家长操作时不小心，就有可能造成烫伤，留下瘢痕。

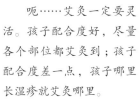

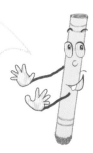

艾灸面部一定要谨慎。
孩子脸上的湿疹，应细心护理，遵医嘱用药。

荨麻疹 ················· 健脾祛湿止痒

测一测：宝贝是不是"惹"了荨麻疹？

☐ 皮肤先出现红斑，随后出现风团，而且风团多出现在红斑的中心，会向四周扩散。

☐ 皮肤瘙痒明显，孩子不自觉抓挠红斑部位，而且越挠越痒。

☐ 伴有呕吐、恶心、腹痛、腹泻等消化道症状。

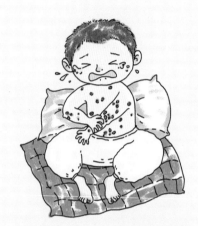

孩子脾胃动力不足，无法运化、代谢水湿，湿化热，成为荨麻疹的导火索。

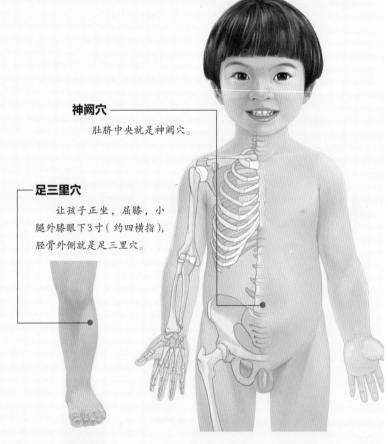

神阙穴 ——
肚脐中央就是神阙穴。

足三里穴 ——
让孩子正坐，屈膝，小腿外膝眼下3寸（约四横指），胫骨外侧就是足三里穴。

荨麻疹跟脾胃的工作能力密切相关，所以要打败荨麻疹，重点在于调理脾胃，把困阻脾胃的湿热赶走。脾胃没有了束缚，能大展拳脚，荨麻疹也会慢慢消失。

用艾灸的方法给孩子调理，可温和灸神阙穴、足三里穴，每个穴位艾灸10~15分钟，以孩子皮肤稍有红晕为度。每天1次，等孩子瘙痒症状消失后，改为隔日一次。

| **神阙穴**
强壮任脉，调理气机 | + | **足三里穴**
健脾胃，调脏腑 | → | 健运脾胃，补中益气 |

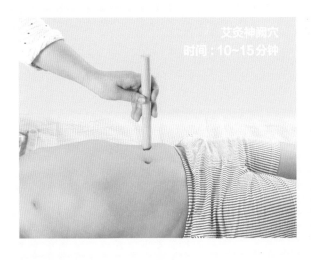

艾灸神阙穴
时间：10~15分钟

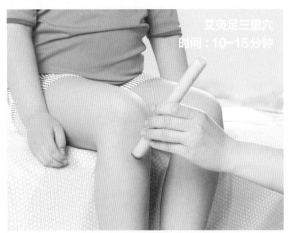

艾灸足三里穴
时间：10~15分钟

我发现荨麻疹和湿疹一样，都跟脾胃有关。但是它们之间有什么区别呢？

	荨麻疹	湿疹
发病时间	● 多属于急性发病 ● 接触过敏原后迅速出现皮疹，24小时内自行消退，接着又出现新的皮疹，又消退，来回反复	● 具有持续性 ● 皮疹持续时间长，经久不愈，还会有脱屑的情况
症状表现	皮肤上出现大小不一、不规则的、红色或白色的风团或丘疹，有暂时性的痒感	呈对称分布，有剧烈的痒感

一般来说，湿疹比较顽固，并且瘙痒更为剧烈；而荨麻疹多有明确的过敏因素，要注意查找过敏原，防止再次接触。

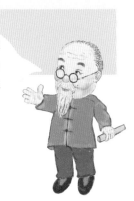

遗尿

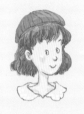

小孩子尿床不是很正常吗？我七八岁还尿床呢！

不不不！孩子老尿床，对孩子的身心健康和身体发育都会有影响！

极简艾灸：让孩子能量足少生病

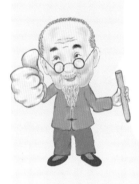

没错，孩子3岁以下尿床是正常现象；如果5岁以上仍出现尿床，每月超过2次，或者7岁以上每月至少1次尿床，持续3个月以上，就需要重视并治疗了。频繁尿床会导致孩子身体虚弱，性格变得胆小敏感。

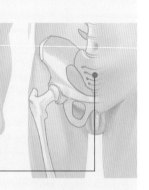

三阴交穴

让孩子正坐，屈膝成直角，小腿内侧，足内踝尖向上3寸（约四横指），即为三阴交穴。

关元穴

肚脐下3寸（约四横指）处就是关元穴。

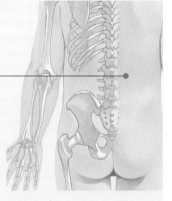

肾俞穴

第2腰椎棘突旁开1.5寸（约二横指）处，即为肾俞穴。

单纯的遗尿多因肾元亏虚，不能固守尿液所致，调理关键在于补元气、扶正气。艾灸对于小儿遗尿效果很好，可以用艾条温和灸孩子的关元穴、肾俞穴和三阴交穴，每个穴位灸10~15分钟，以皮肤稍有红晕为度。每天1次，7天为1个疗程，然后观察孩子情况，如果尿床次数减少，可每隔3~5天艾灸一次。

| **关元穴**
培元补气、扶助正气 | + | **肾俞穴**
温通元阳、强腰利水 | + | **三阴交穴**
健脾益血，调肝补肾 | → | 补元气、扶正气 |

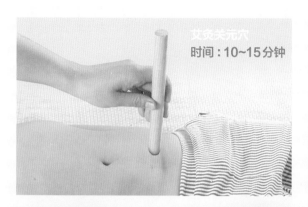

艾灸关元穴
时间：10~15分钟

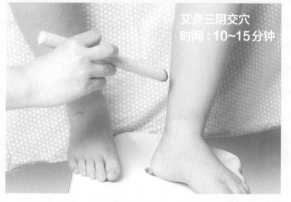

艾灸三阴交穴
时间：10~15分钟

让孩子远离尿床的生活小清单：

✓ 密切配合医生，遵医嘱用药或艾灸

✓ 照顾孩子的自尊心，多鼓励孩子

✓ 睡前让孩子上一次厕所

✓ 根据孩子尿床的时间和规律，让孩子夜间
起床排尿1~2次

✓ 白天让孩子多喝水，锻炼膀胱功能

✓ 晚饭清淡，饭后少喝水

✗ 斥责、打骂、惩罚孩子

✗ 睡前吃水分多的水果、牛奶

✗ 让孩子睡前玩得太嗨

✗ 睡前让孩子做剧烈运动

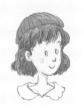

清单里有一项是让孩子锻炼膀胱功能，应该怎么做呢？

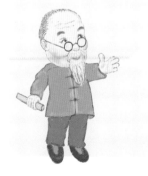

也可以鼓励孩子，尝试在马上要排尿时按一下"暂停"——先憋住尿，从"1"数到"10"，然后再把尿排净。这个方法能提高膀胱括约肌的控制能力。

这项我实践过，很简单的，就是让孩子白天多喝水，尽量延长两次排尿的时间间隔，促使尿量增多，膀胱的容量就会慢慢变大。

小儿肥胖症 ·············· 调和脾胃轻松减肥

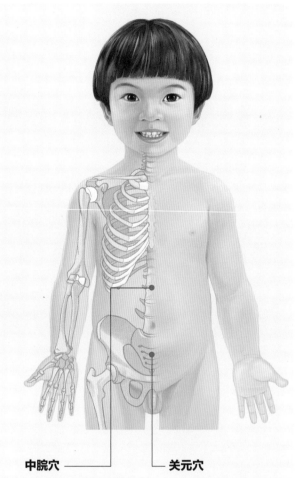

孩子吃太多高热量的东西，脾胃负担越来越重，也变得越来越虚弱，过剩的营养全都变成脂肪堆在身体里，孩子更加不爱动了。

肥胖问题跟脾胃有很大关系，想让孩子身上的肥肉变肌肉，首先就要让孩子的脾胃强健起来。孩子脾胃功能正常了，身体里多余的营养能正常运化、代谢，瘦下来不是太难。

可以试试给孩子温和灸中脘穴、关元穴，每个穴位艾灸10~15分钟，每周1~2次，坚持艾灸三个月以上。

中脘穴

胸骨下端和肚脐连线中点（脐中上4寸，约五横指）就是中脘穴。

关元穴

孩子取俯卧位，肚脐下3寸（约四横指）处就是关元穴。

| **中脘穴** 消食导滞、和胃健脾 | + | **关元穴** 培元补气、扶助正气 | → | 帮助孩子健脾减肥 |

极简艾灸：让孩子能量足少生病

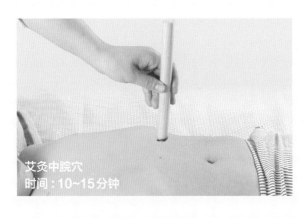

艾灸中脘穴
时间：10~15分钟

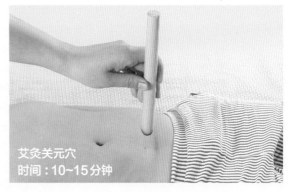

艾灸关元穴
时间：10~15分钟

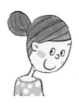

只需要艾灸
2个穴位就可以减
肥，这么简单？

当然不是！管不
住嘴、迈不开腿，艾灸
势单力薄，是撼动不了
脂肪这座大山的。

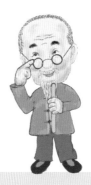

管住嘴

- 多喝白开水，适量喝自制鲜果汁，少喝甜饮料

- 不要暴饮暴食，少食多餐

- 均衡饮食，吃肉也要吃蔬菜

- 吃肉方式要健康，少用煎、炸、烤，告别洋快餐

迈开腿

- 每天陪孩子散步或跑步

- 周末、节假日，带孩子参加各种体育

项目，让他爱上运动

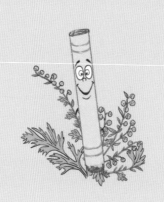

第三章

节气艾灸，让孩子茁壮成长

《黄帝内经·素问》说："冬伤于寒，春必温病；春伤于风，夏生飧泄；夏伤于暑，秋必痎疟；秋伤于湿，冬生咳嗽。"四时不同，各有其多发病和潜病。

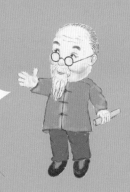

那怎么办？家有神兽一枚，一年到头各种邪气，真是防不胜防。

有我在，不用怕。节气前后给孩子灸一灸，让孩子正气足，少生病。

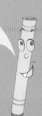

节气艾灸有什么好处

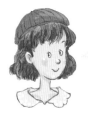

都说"天人合一",养生要顺应节气变化,艾灸是不是也要跟着节气走?

没错,每到节气变化,家长可以选择为孩子做节气艾灸:如果有条件在家里自己灸,要连续艾灸3天——节气前1天、节气当天和节气后1天,每天10~15分钟。之后可以根据孩子的情况,每隔3~5天灸一次,一直灸到下一个节气。如果是去专业机构艾灸,则可以任选该节气前、中、后三天中的至少一天灸一次。

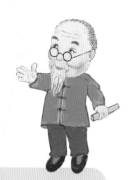

依节气时令艾灸,最大的好处就是给孩子的身体加了"一把火",把那些趁着节气阴阳变化而出来"兴风作浪"的病灶给清除掉,还能提高孩子的免疫力和抗病能力,当外界环境及气候等因素发生变化时,就不容易生病了。

春季阳气开始生发,潜藏一冬的病邪蠢蠢欲动,寒邪、湿邪也时不时来凑热闹。

夏季湿邪、热邪最为活跃,湿热困阻脾胃,让孩子吃饭不香、睡不好觉、没精神。

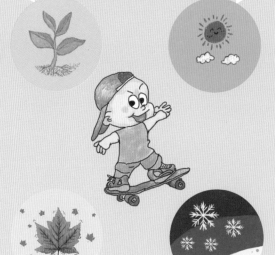

节气变化,阴阳交替,人体和气血也会顺应自然界的规律产生相应的变化,所以在节气前后艾灸,对人体有更强的调整作用。

秋季由热变冷,加上天气干燥,孩子的肺脏容易受伤,出现咳嗽、感冒等问题。

冬季天冷,人体阳气消耗大,孩子很容易寒邪侵体,被感冒、鼻炎、哮喘等盯上。

节气艾灸常灸的保健穴位

腹部穴位

中脘穴

胸骨下端和肚脐连接线中点（脐中上4寸，约五横指）就是中脘穴。

我是腹部上的大明星，被誉为胃的"灵魂腧穴"，有健脾和胃、补中益气的作用。我经常跟神阙穴、关元穴等组队，在节气变动里帮助小朋友打败脾胃病这个小怪兽。

神阙穴

肚脐中央就是神阙穴。

我就在肚脐的中央，是身体阴阳相交的地方，孩子体质强弱、脏腑功能强健与否，都跟我密切相关，因而我又是很多节气灸的"常客"，用来益气养血、调和脾胃、固本培元。

气海穴

腹部正中线，肚脐下1.5寸（约二横指），就是气海穴。

从我的名字就能看出来，我是元气的海洋，是温阳益气的能手，也是寒湿邪的克星，因此"三伏灸""三九灸"里，我都要凑一凑热闹，帮帮忙。

天枢穴

从肚脐位置，左右方向水平2寸（约三横指宽）处，即为天枢穴。

我既是胃经的要穴，又是大肠经的募穴，有健脾和胃、通调肠腑的作用。夏季湿邪困脾，冬季寒邪伤胃，一年四季的节气灸，只要是肠胃问题，我都能帮上忙。

关元穴

腹部前正中线，肚脐下3寸（约四横指）处就是关元穴。

古书上说，艾灸关元千壮，人就不再害怕寒冷、暑热。我补阳祛寒的功效可见一斑。人一年四季都需要养阳气，所以在节气灸里我也能混个脸熟。

背部穴位

大椎穴

颈部最高的点（第七颈椎棘突）下方凹陷处即是大椎穴。

我除了补充阳气，还能调和阴阳，提高免疫力。有的孩子体质不好，一着凉就容易感冒、咳嗽，艾灸我是再好不过了，因而我也是节气灸的熟人了。

身柱穴

颈部最高点下方第三突起即第三胸椎棘突，第三胸椎棘突下凹陷处就是身柱穴。

我在人体后背两个肩胛骨的中间，上接头部，下连腰背，就像"顶梁柱"。所以要想五脏六腑、四肢百骸都能好好地工作，不出问题，一年四季都要照顾好我。

命门穴

两侧第十二肋游离端连线与后正中线交点处为第二腰椎棘突，其下方凹陷处，即为命门穴。

我所在的位置是肾阳藏身的地方，而五脏六腑的生理活动都离不开肾阳的推动，所以节气变化、人体内外阳气波动时艾灸我，对于消化吸收和代谢等都有促进作用，还能增强体质，提高抗病能力。

长强穴

背部尾骨端下，尾骨端与肛门连线的中点处，即是长强穴。

我虽然不常在节气灸里露脸，但我的能力不可小觑——连通任督两脉，所以我有调和阴阳、通络止痛、强健肠胃的作用。

风门穴

颈部最高点下方第二突起处即是第二胸椎棘突，第二胸椎棘突下旁开二横指处即风门穴。

我是风邪出入的门户，擅长调治因外风侵袭人体所导致的病症。在节气变化或天冷时艾灸我，可调治外感风邪引起的感冒，因此我也经常跟秋冬节气灸一起组队。

肺俞穴

颈部最高点下方第三突起即第三胸椎棘突，第三胸椎棘突下旁边开二横指处即肺俞穴。

一看我的名字就知道，我跟肺有关。是的，我有调补肺气、补虚清热的作用，秋冬季节是呼吸道疾病的高发期，因而立秋后也是我忙碌的高峰期。

肝俞穴

两肩胛骨连线与脊柱相交处是第七胸椎，向下数2个椎体，是第九胸椎，第九胸椎棘突下，旁开1.5寸（约二横指），即为肝俞穴。

我是肝的背俞穴，保护肝脏之责非我莫属。春季应肝，肝木升发太过会影响到孩子的脾胃功能，因此每到春季节气，我经常被用来帮孩子疏肝理气。

脾俞穴

两肩胛骨下角的水平线与两髂嵴最高点连线的中点，是第十二胸椎，向上数一个椎体，旁开1.5寸（约二横指），即是脾俞穴。

脾胃是后天之本，消化、运化水湿都需要它，所以一年四季孩子都需要健脾胃，而我就是那个能补益脾胃、增强胃肠动力的好帮手！

胃俞穴

两肩胛骨下角的水平线与两髂嵴最高点连线的中点，是第十二胸椎，第十二胸椎棘突下，旁开1.5寸，即为胃俞穴。

我是胃的背俞穴，有化湿消滞、理气和胃的功效。夏季空气潮湿闷热，孩子容易出现脾胃问题，我就经常和脾俞、足三里一起帮孩子健脾益气，增强脾胃功能。

腿部穴位

足三里穴

让孩子正坐，屈膝，小腿外膝眼下3寸（约四横指），胫骨外侧就是足三里穴。

夏季时天气潮湿闷热，孩子容易出现脾胃问题，这时就是我大显身手的时候，因为我可以调理五脏六腑的各种疾病，是人体自带的天然营养补品。

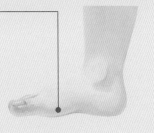

足部穴位

太白穴

足内侧缘，第一跖骨小头后下方凹陷处，即为太白穴。

孩子晚上睡觉流口水，吃完东西没多久就腹胀、消化不良，这是脾虚的表现，而我是人体自带的"补中益气丸"，正好是这些问题的克星，所以节气灸时，我也时不时地来串下门。

太冲穴

足背第一、二趾跖骨连接部位中。用手指沿拇趾、次趾夹缝向上移压，压至能感觉到动脉应手，即为太冲穴。

长夏漫漫，孩子容易脾气暴躁，一点就着，家长别着急，可以来找我给孩子疏理肝气。我是肝经上的穴位，有清肝火的作用，而孩子肝气顺了，脾气就自然好了。

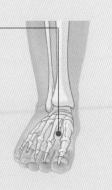

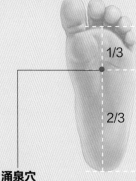

涌泉穴

足底前部凹陷处第2、3趾趾缝纹头端与足跟连线的前三分之一处，即为涌泉穴。

关于我，《黄帝内经》中说："肾出于涌泉，涌泉者足心也。"经常按摩、艾灸我，能帮助孩子激发、调动肾阳，以支撑各脏腑器官的正常运行。

广为人知的节气灸法

艾逗医生，听说在一年中最热和最冷的时间段艾灸，效果非常棒。

是的，这两种艾灸方法就是广为流传的"三伏灸"和"三九灸"。一般选取延胡索、白芥子等多味中药等比例研末，用姜汁调成膏状，用胶布将药膏贴于穴位上，又称为"三伏贴""三九贴"。

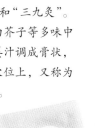

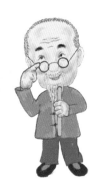

冬病夏治很重要——三伏贴

三伏天	约7月中~8月中 气温高、潮湿、闷热

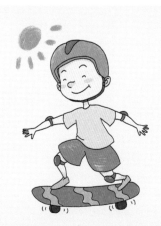

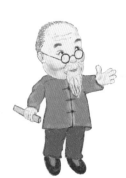

三伏天是一年中最热的日子，也是一年中驱散体内寒气的最佳时机！

夏季自然界和人体的阳气都达到四季的高峰，尤其是三伏天，人体经脉气血充盈，毛孔张开，特别利于药效的快速渗透，这时给孩子艾灸，可扶正固本，提高抗病能力。

三伏贴的效果这么好，那应该给孩子贴哪些穴位呢？

普通保健，可以贴神阙穴、中脘穴、身柱穴这三个穴位，每个穴位贴1~2小时，贴药后皮肤有发热感、灼痛感，以孩子能耐受为度。每伏各贴药一次。

如果是为了调理疾病，要在医生的指导下取穴、配穴。

中脘穴

胸骨下端和肚脐连接线中点（脐中上4寸，约五横指）就是中脘穴。

神阙穴

肚脐中央就是神阙穴。

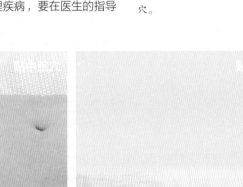

贴中脘穴

贴神阙穴

贴身柱穴

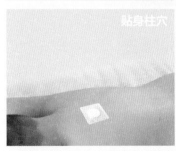

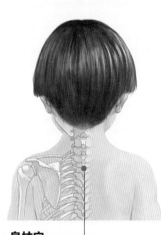

身柱穴

低头，颈部最高点是第七颈椎棘突。第七颈椎棘突下第三突起即第三胸椎棘突，第三胸椎棘突下凹陷处就是身柱穴。

1.适合三伏灸的穴位有很多，取穴配穴建议咨询医生。

2.三伏天热，贴的穴位并不是越多越好，一次选1~3个即可。

神阙穴		中脘穴		身柱穴		提高脾胃功能，增强体质和抗病能力
补阳气，暖脾胃	+	健脾和胃，补中益气	+	调理五脏六腑	→	

夏病冬治正当时——三九贴

我家熊孩子冬天可喜欢三九贴了，说贴上后身体暖融融的，可舒服了。

一些夏季发作、加重的疾病，三九天抓紧时间调养，到夏天时症状就会减轻或消失。这就是"夏病冬治"。比如过敏性鼻炎、支气管哮喘、反复感冒、复发性口腔溃疡等，都可以在三九天用艾灸的方法来调养。但是老规矩，调养疾病，取穴、配穴都要在医生的指导下进行。

如果是普通的日常保健，三九贴可以选神阙穴、中脘穴、关元穴、大椎穴、肺俞穴、身柱穴等，每次选1~3个穴位。

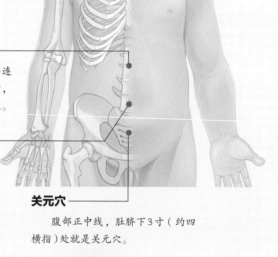

中脘穴

胸骨下端和肚脐连接线中点（脐中上4寸，约五横指）就是中脘穴。

神阙穴

肚脐中央就是神阙穴。

关元穴

腹部正中线，肚脐下3寸（约四横指）处就是关元穴。

大椎穴

低头，颈部最高点（第七颈椎棘突）下方凹陷处即是大椎穴。

身柱穴

低头，颈后最高点是第七颈椎棘突，第七颈椎棘突下第三突起即第三胸椎棘突，第三胸椎棘突下凹陷处就是身柱穴。

肺俞穴

身柱穴旁边二横指处即肺俞穴。

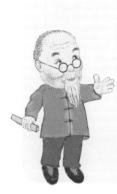

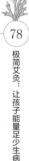

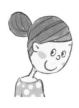

有个问题，三伏贴和三九贴，它们之间有什么关联吗？

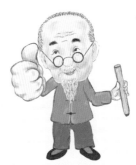

"三九贴"与"三伏贴"相互补充，做过"三伏贴"的人，要在三九天时再做一次"三九贴"，以巩固效果。

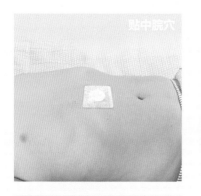
贴中脘穴

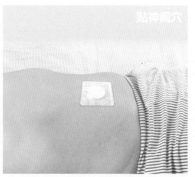
贴神阙穴

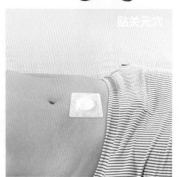
贴关元穴

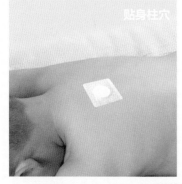
贴身柱穴

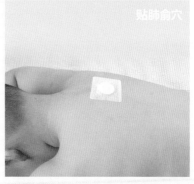
贴肺俞穴

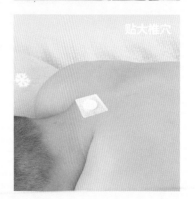
贴大椎穴

日常保健，可以选1~3个穴位贴"三九贴"。

| **三伏贴**
冬病夏治 | **+** | **三九贴**
夏病冬治 | **→** | 平衡阴阳，增强体质，提高免疫力和自我调节能力 |

二十四节气灸

立春艾灸

疏肝调脾助长高

立春 2月4日前后

"立春，正月节；立，建始也；五行之气往者过来者续于此；而春木之气始至，故谓之立也"。

《月令七十二候集解》

内分泌激素（尤其是生长激素）分泌增多

血液循环加快

日照开始变长

人体新陈代谢旺盛 → 孩子生长发育加快 ← 阳光中的紫外线可促进钙质吸收

立，是"开始"之意；春，代表着温暖、生长。立春后，阳气开始升发，万物生长，根据"天人相应"理论，小朋友也要在春天窜个子。

立春时给孩子"进补"，以调脾为主，疏肝为辅。孩子脾胃好，肝气顺，自然吃饭好、睡得香、少生病，这都是长个子的"黄金条件"。

推荐一种春补的绿色方法——艾灸。可给孩子温和灸神阙穴、身柱穴、太冲穴，每个穴位灸10~15分钟，以孩子皮肤稍有红晕为度。立春前一天开始艾灸，连续艾灸3天。

身柱穴

低头，颈部最高点是第七颈椎棘突。第七颈椎棘突下第三突起即第三胸椎棘突，第三胸椎棘突下凹陷处就是身柱穴。

太冲穴

足背第一、二趾跖骨连接部位中。用手指沿拇趾、次趾夹缝向上移压，压至能感觉到动脉应手，即为太冲穴。

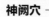

神阙穴

肚脐中央就是神阙穴。

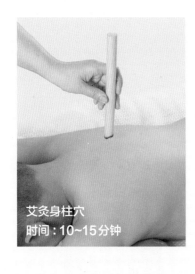
艾灸身柱穴
时间：10~15分钟

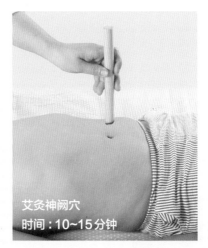
艾灸神阙穴
时间：10~15分钟

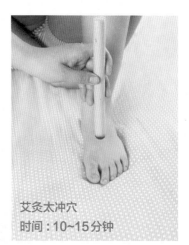
艾灸太冲穴
时间：10~15分钟

身柱穴
补中益气，增强体质
+
神阙穴
健脾益胃，理肠止泻
+
太冲穴
疏解肝气，舒缓心情
→
强化脾胃功能，促进
生长激素分泌

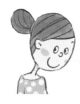

立春之后，到下一个节气之前，要继续艾灸这几个穴位吗？

艾灸3天后，可以根据孩子情况，隔天艾灸一次，或每隔3~5天艾灸一次，一直到下一个节气灸之前。另外，不要过于在意每次艾灸的时间，以皮肤表面温热、孩子感觉舒服为度。

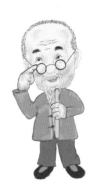

雨水艾灸

防寒湿，调脾胃

雨水 2月19日前后

"正月中，天一生水。
春始属木，然生木者必
水也，故立春后继之雨
水。"

《月令七十二候集解》

雨水意味着雨量开始增多，但气候乍暖还寒，孩子易感寒湿而出现感冒、腹泻等不适。对付寒湿，用"火攻"最有效——用艾条温和灸神阙穴、大椎穴，每个穴位艾灸10~15分钟，雨水前一天开始艾灸，连续艾灸3天，之后根据孩子情况，隔天或每隔3~5天艾灸一次。

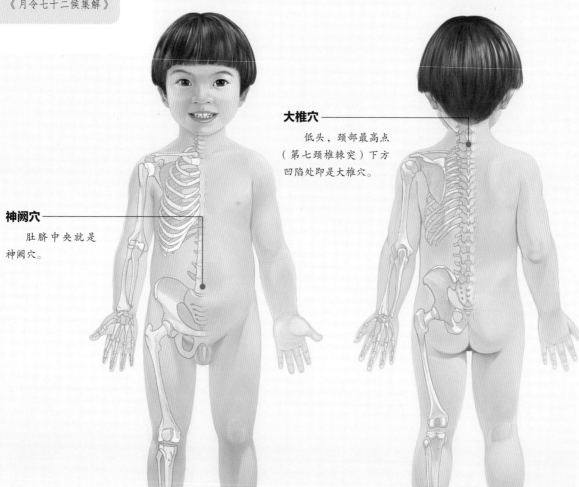

大椎穴

低头，颈部最高点
（第七颈椎棘突）下方
凹陷处即是大椎穴。

神阙穴

肚脐中央就是
神阙穴。

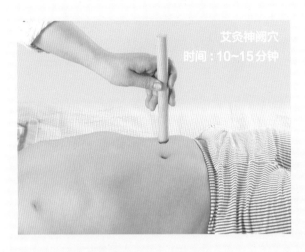

艾灸神阙穴
时间：10~15分钟

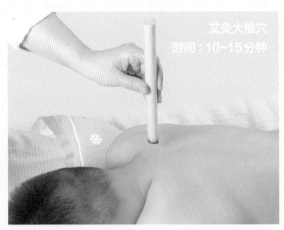

艾灸大椎穴
时间：10~15分钟

| **神阙穴** 调阴阳，补气血，调脾肾 | **＋** | **大椎穴** 补阳气，有助于阳气升发 | **→** | 温阳散寒，健脾除湿，预防感冒腹泻 |

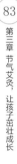

孩子配合得好，可以加灸足三里穴。足三里穴是胃经的主要穴位之一，艾灸它可祛除腿部寒湿之气，调理脾胃。如果孩子配合度不高，可以改艾灸为干洗脚法，效果也很好。

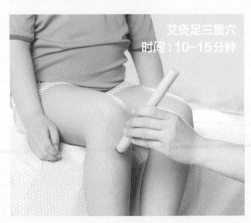

艾灸足三里穴
时间：10~15分钟

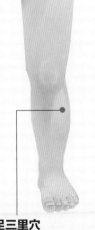

足三里穴

让孩子正坐，屈膝，小腿外膝眼下3寸（约四横指），胫骨外侧就是足三里穴。

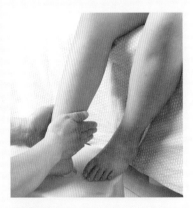

干洗脚法

每天晚上，孩子洗完脚后，家长双手搓热，分别握住孩子的小腿肚，从上往下搓至脚踝，再从脚踝搓至小腿肚，重复10~15次。

惊蛰 3月5日前后

"二月节……万物出乎震，震为雷，故曰惊蛰，是蛰虫惊而出走矣。"

《月令七十二候集解》

极简艾灸：让孩子能量足少生病

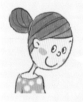

惊蛰时分，百虫应春而动，据说自古就有在惊蛰当天熏艾的习俗。

气海穴
腹部正中线上，肚脐下1.5寸（二横指宽）就是气海穴。

关元穴
肚脐下3寸（约四横指）处就是关元穴。

惊蛰时节，阳气渐生，人体的新陈代谢也变得活跃起来，此时给孩子补阳最合适，能使阳气升发顺畅，带走身体里的邪气。

艾灸是温阳驱寒再好不过的方式了，家长可用艾条温和灸孩子的关元穴、气海穴，每个穴位10~15分钟，以孩子皮肤稍有红晕为度。惊蛰前1天开始，连续艾灸3天，之后每隔3~5天艾灸一次。

| 关元穴
调阴补阳 | + | 气海穴
温阳益气 | → | 培元补气，让孩子元气满满 |

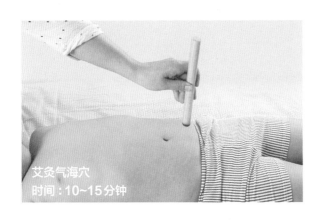

艾灸气海穴
时间：10~15分钟

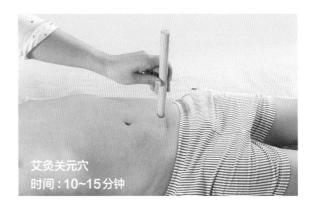

艾灸关元穴
时间：10~15分钟

如果孩子配合好，可以在艾灸关元穴、气海穴的基础上，加灸足三里穴。也可以单独用艾条温和灸足三里穴，每次10~15分钟。

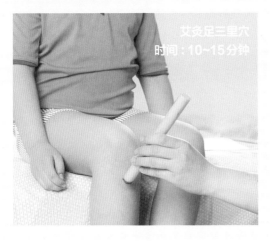

艾灸足三里穴
时间：10~15分钟

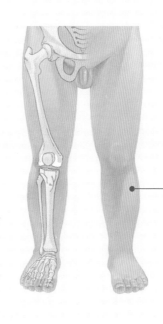

足三里穴

让孩子正坐，屈膝，小腿外膝眼下3寸（约四横指），胫骨外侧就是足三里穴。

惊蛰前后春风一吹，湿疹、荨麻疹之类的皮肤问题可能会冒头。如果孩子去年夏天有湿疹、荨麻疹之类问题困扰的，可以参考62页和64页的方法艾灸。

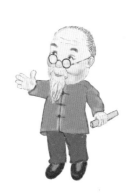

春分艾灸

助阳祛寒健脾胃

春分 3月20日前后

"二月中，分者半也，此当九十日之半，故谓之分。"

《月令七十二候集解》

春分是春天里艾灸的好时节。

春分时节，肝气生发，肝阳易升，克伤脾土，加上天气乍暖还寒，如果不注意养生防病，很容易出现腹胀、腹痛、腹泻等脾胃病。所以在春分前后，可以给孩子进行艾灸，以助阳祛寒、健脾暖胃、疏理肝气。

艾灸时不需要灸具体的穴位，只需要用艾条回旋灸孩子的脊背和腹部各20分钟左右。体质比较差，变天时容易感冒、腹泻的孩子，回旋灸背部时可以在每次移动到身柱穴时停留一会儿。在春分前一天开始艾灸，连灸3天，每天1次。

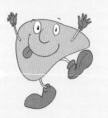

春天来了，嗨起来！

为什么受伤的总是我？

用艾条回旋灸时，要经过大椎穴、身柱穴、肝俞穴、脾俞穴、神阙穴、中脘穴、关元穴等穴位，能调动孩子身上的阳气，帮助孩子调和脏腑，提高免疫力和抗病能力。

中脘穴

胸骨下端和肚脐连接线中点（脐中上4寸，约五横指）就是中脘穴。

神阙穴

肚脐中央就是神阙穴。

关元穴

腹部正中线，肚脐下3寸（约四横指）处就是关元穴。

大椎穴

颈部最高点（第七颈椎棘突）下方凹陷处即是大椎穴。

身柱穴

颈部最高点下方第三突起即第三胸椎棘突，第三胸椎棘突下凹陷处就是身柱穴。

肝俞穴

两肩胛骨连线与脊柱相交处是第七胸椎，向下数2个椎体，是第九胸椎，第九胸椎棘突下，旁开1.5寸（约二横指），即为肝俞穴。

脾俞穴

背部第十一胸椎棘突下，旁开1.5寸，即是脾俞穴。

极简艾灸：让孩子能量足少生病

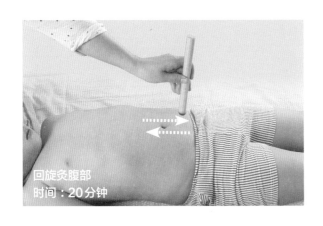

回旋灸腹部
时间：20分钟

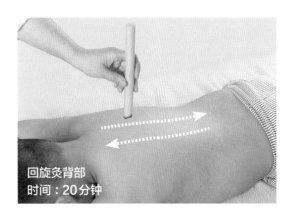

回旋灸背部
时间：20分钟

要是配合推拿，
效果会更好吧。

捏脊、揉腹，都有扶助正气、健脾暖胃的作用，可在春分时配合艾灸一起使用。

捏脊

捏脊时，让孩子平趴在床上，放松身体，然后沿着背部脊柱由下而上进行，一点一点推进，一直推到颈后平肩的骨突部位，也就是我们常说的大椎穴。每次从下向上捏6次。

揉腹

将双手搓热，将双手手掌重叠放在孩子的腹部，顺时针或逆时针按揉腹部3~5分钟。腹部的神阙穴可是"大补药"，经常刺激这个穴位，有温补下元、固表止汗的作用。

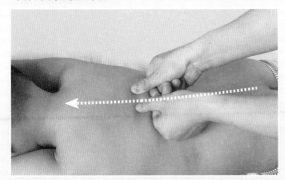

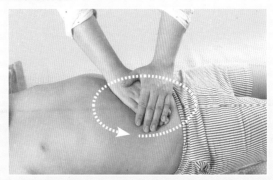

清明艾灸

"春捂"以升阳健脾

清明 4月5日前后

"三月节，此风属巽故也，万物齐乎巽，物至此时，皆以洁齐而清明矣。"

《月令七十二候集解》

清明时节寒暖交替频繁，湿气在增加，孩子最容易被感冒、咳嗽、扁桃体炎等呼吸道问题盯上。所以这一时期，仍要注意给孩子保暖，不得大意。

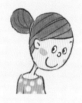

"春捂秋冻"，我懂的。

艾灸也是"春捂"的好方法。可用艾条回旋灸或雀啄灸孩子的腹部和后腰，每处20~30分钟，清明前一天开始，连续灸3天，之后每隔3~5天艾灸一次。

也可以用艾条温和灸神阙穴、关元穴和命门穴，每个穴位10~15分钟，以孩子皮肤稍有红晕为度。

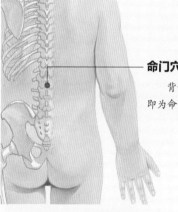

命门穴
背部第二、三腰椎棘突间，即为命门穴。

神阙穴
肚脐中央就是神阙穴。

关元穴
腹部正中线，肚脐下3寸（约四横指）处就是关元穴。

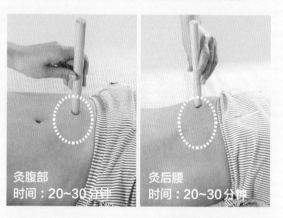

灸腹部
时间：20~30分钟

灸后腰
时间：20~30分钟

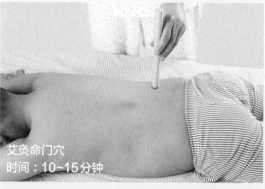

艾灸命门穴
时间：10~15分钟

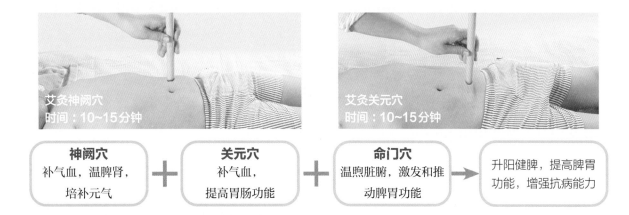

艾灸神阙穴
时间：10~15分钟

艾灸关元穴
时间：10~15分钟

神阙穴 补气血，温脾肾，培补元气	＋	关元穴 补气血，提高胃肠功能	＋	命门穴 温煦脏腑，激发和推动脾胃功能	→	升阳健脾，提高脾胃功能，增强抗病能力

清明时节大地回暖，肝气也达到最旺，肝木生心火而克脾土，所以升阳健脾时也别忘了调达肝胆。推荐两个简单的养肝方法：

1. 梳头

"五指为梳，每日百下"，每天用手指当作梳子梳头，每天100下，这样可以很好地抒发肝胆之气。

2. 搓两肋

双手掌根放在孩子胸前两肋上方，从上至下搓按3~5分钟，力度以孩子觉得舒适为宜。两肋是肝经路过的地方，每天给孩子搓一搓，有很好的疏肝理气的作用。如果孩子怕痒，可以让他穿薄一点儿的衣服再搓，效果也不受影响。

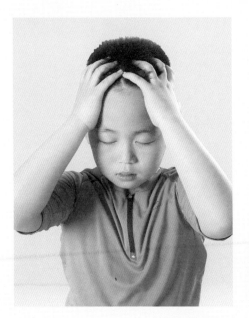

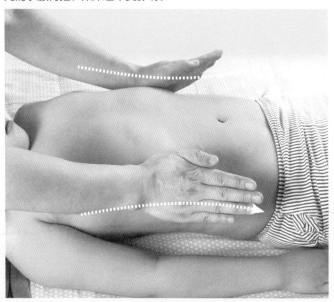

谷雨艾灸

益气健脾养阳

谷雨 4月19日前后

"三月中，自雨水后，土膏脉动，今又雨其谷于水也。"《月令七十二候集解》

谷雨是春天的最后一个节气。谷雨过后，气温升高，人的心气逐渐旺盛，脾土也开始进入旺盛时期。这时我们要顺应自然，帮孩子调旺脾土，为轻松度过长夏打个好基础。

谷雨给孩子艾灸，可温和灸中脘穴、足三里穴，每个穴位艾灸10~15分钟，谷雨前一天开始艾灸，连续3天。

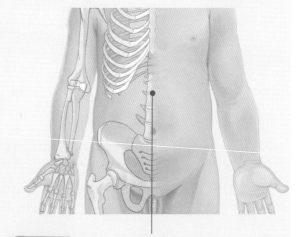

中脘穴

胸骨下端和肚脐连接线中点（脐中上4寸，约五横指）就是中脘穴。

足三里穴

让孩子正坐，屈膝，小腿外膝眼下3寸（约四横指），胫骨外侧就是足三里穴。

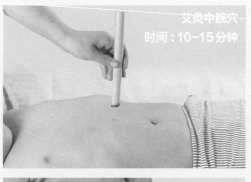

艾灸中脘穴
时间：10~15分钟

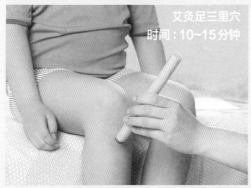

艾灸足三里穴
时间：10~15分钟

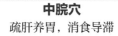 **中脘穴**
疏肝养胃，消食导滞

足三里穴
调理脾胃，调和气血

→ 增强脾胃动力，调治各种脾胃问题

此外，从谷雨前后一直到整个夏天，雨水增多，湿气重，湿邪又是阳气的"克星"、多种健康问题滋生的"温床"，所以除了中脘和足三里，我们要时不时给孩子艾灸身柱穴、大椎穴，激发孩子的阳气，增强孩子的抗病能力。

可用艾条温和灸或回旋灸这两个穴位，每个穴位15分钟左右，谷雨前后连续艾灸3天，之后每隔3~5天艾灸一次。

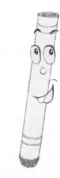

悄悄地告诉你一个秘密——艾灸身柱穴、大椎穴，对孩子长升高有帮助哦！

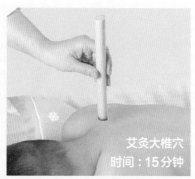

艾灸大椎穴
时间：15分钟

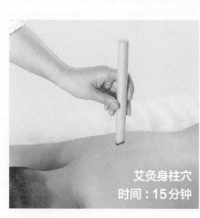

艾灸身柱穴
时间：15分钟

要想脾胃动力足，艾灸中脘穴、足三里穴；要想抵抗力强，艾灸大椎穴、身柱穴。适合艾灸的穴位也不止它们，只要适合孩子，都可以在谷雨时节艾灸。

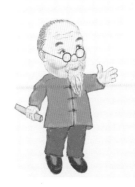

大椎穴

低头，颈部最高点（第七颈椎棘突）下方凹陷处即是大椎穴。

身柱穴

低头，颈部最高点是第七颈椎棘突。第七颈椎棘突下第三突起即第三胸椎棘突，第三胸椎棘突下凹陷处就是身柱穴。

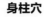

立夏艾灸

健脾除湿，
冬病夏治

立夏 5月5日前后

"斗指东南，维为立夏，万物至此皆长大，故名立夏也。"《月令七十二候集解》

立夏后气温明显升高，湿气大，孩子出汗多，加上贪吃寒凉的食物和冷饮，让脾胃变得敏感而虚弱。同时，立夏后孩子身上的阳气不断向外升发，身体处于外热内寒、上热下寒的状态。

艾灸可以帮孩子健脾除湿、养心阳。家长可在立夏时，给孩子用艾条温和灸关元穴、气海穴，每个穴位10~15分钟，节气前后连续艾灸3天，1天1次。

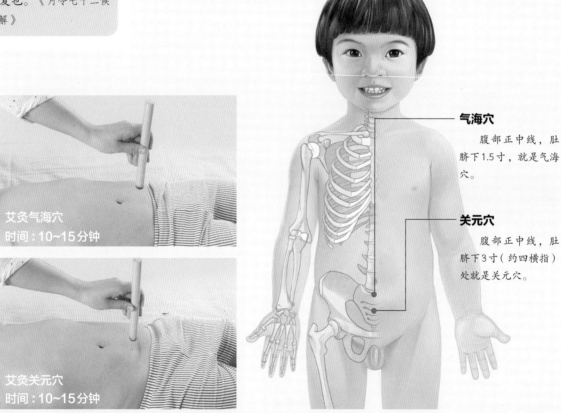

艾灸气海穴
时间：10~15分钟

艾灸关元穴
时间：10~15分钟

气海穴

腹部正中线，肚脐下1.5寸，就是气海穴。

关元穴

腹部正中线，肚脐下3寸（约四横指）处就是关元穴。

关元穴 培补元气	+	**气海穴** 温阳益气	→	补心阳，升脾阳，让孩子一个夏天都元气满满

咦，说到"冬病夏治"，那不是三伏天时才做的事儿吗？

冬病夏治，不用等到三伏天，从立夏就可以开始艾灸，一直灸到三伏天结束，以热治寒、鼓舞阳气的效果会更好。

调理某种疾病，应根据医生的指导，艾灸对应的穴位。

普通保健，可以艾灸神阙穴和后背的督脉，可以起到温阳固脱、培元固本的作用。

神阙穴艾灸方法

以回旋灸和雀啄灸相结合的手法，以肚脐中间的神阙穴为中心，先顺时针方向向肚脐四周旋灸，范围由小变大，覆盖范围上至胸骨下方剑突下，下至耻骨上方；接着再逆时针逐圈向腹部中间回旋灸，直到回到神阙穴，每次10~15分钟。

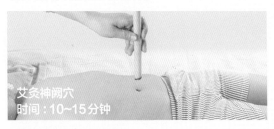

艾灸神阙穴
时间：10~15分钟

后背督脉艾灸方法

从孩子颈部的大椎穴开始，由上至下沿脊背，一直灸到长强穴，每次15~20分钟，以孩子背部有热感、皮肤稍有红晕为度。

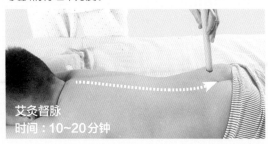

艾灸督脉
时间：10~20分钟

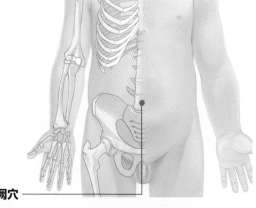

神阙穴

肚脐中央就是神阙穴。

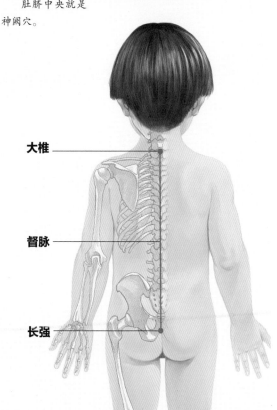

大椎

督脉

长强

小满艾灸

祛湿热，健脾胃

5月20日 前后

"斗指甲为小满，万物长于此少得盈满，麦至此方小满而未全熟，故名也。"

《月令七十二候集解》

小满到，湿邪来，这时艾灸要健脾化湿，所以中脘穴、脾俞穴、胃俞穴、足三里穴这些健脾胃、祛湿邪的穴位大受欢迎。

中脘穴和足三里穴，可用艾条温和灸，每个穴位10~15分钟；脾俞穴、胃俞穴都是成双成对的，离得也近，可以用回旋灸的方法艾灸20~30分钟。老规矩，节气前一天开始艾灸，连续艾灸3天。其他时间，可间隔3~5天艾灸一次。

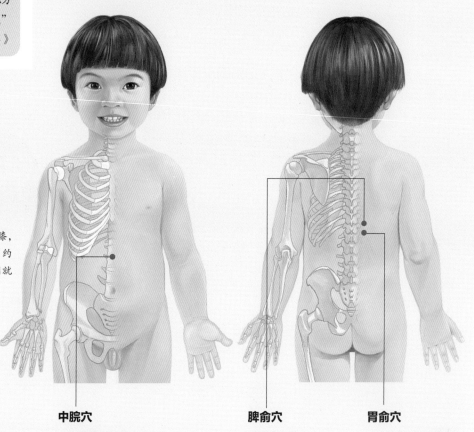

足三里穴

让孩子正坐，屈膝，小腿外膝眼下3寸（约四横指），胫骨外侧就是足三里穴。

中脘穴

胸骨下端和肚脐连接线中点（脐中上4寸，约五横指）就是中脘穴。

脾俞穴

背部第十一胸椎棘突下，旁开1.5寸，即为脾俞穴。

胃俞穴

背部第十二胸椎棘突下，旁开1.5寸，即为胃俞穴。

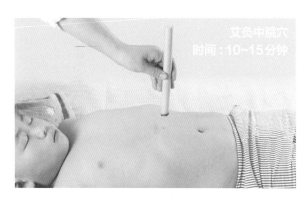

艾灸中脘穴
时间：10~15分钟

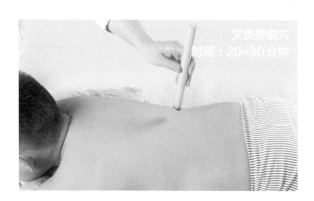

艾灸脾俞穴
时间：20~30分钟

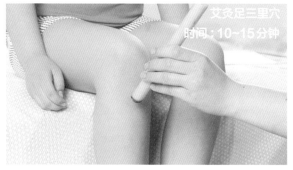

艾灸足三里穴
时间：10~15分钟

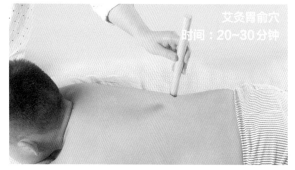

艾灸胃俞穴
时间：20~30分钟

除了脾胃问题，我发现小满时节也是皮肤病高发期。我们是不是也可以利用节气灸，解决皮肤问题？

说的好！小满后，孩子最容易出现的皮肤问题就是湿疹，可以参考"湿疹：健脾祛湿止奇痒"这一小节的方法，艾灸湿疹部位和曲池穴、血海穴、合谷穴。

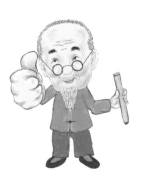

1.小满前后气温升高，要注意给孩子多补水。

2.艾灸时，孩子可能觉得闷热烦躁，注意调节室内温度，安抚好孩子情绪。

芒种艾灸

健脾利湿养心

芒种 6月6日前后

"五月节，谓有芒之种谷可稼种矣。"

《月令七十二候集解》

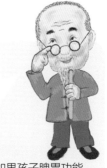

为什么芒种前后，我家熊孩子总是睡不够，还很烦躁，动不动就发脾气？

这是季节变化，身体无法及时调适造成的。芒种前后，气候不再像之前那么和煦，变得闷热潮湿起来，孩子脏腑娇嫩，容易受到湿热的侵袭，出现你说的这些症状。

推荐用推腹加艾灸的方法，来帮助孩子强健脾胃、运化水湿。如果孩子脾胃功能弱，水湿就会堆积在腹部，让脾胃受困。而推腹加艾灸的方法，可以增加脾胃蠕动，使水湿代谢加快，降低脾胃的负担。

推腹手法

家长双手交叠，从孩子的胸部向下推按至肚脐下方，反复推按5分钟左右，力度以孩子觉得舒服为宜。每天1~2次。

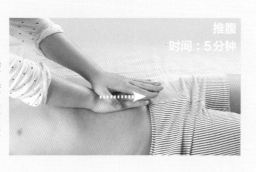

推腹
时间：5分钟

艾灸方法

用回旋灸的方法，从中脘穴灸至关元穴，反复艾灸30分钟左右。从芒种前一天开始，连续艾灸3天，之后每隔3~5天艾灸一次。

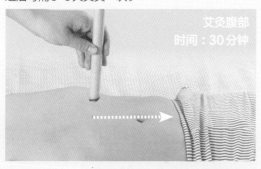

艾灸腹部
时间：30分钟

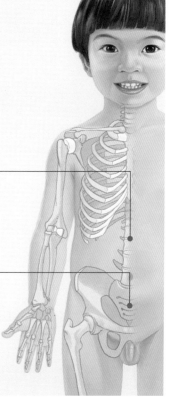

中脘穴

胸骨下端和肚脐连接线中点（脐中上4寸，约五横指）就是中脘穴。

关元穴

肚脐下3寸（约四横指）处就是关元穴。

极简艾灸：让孩子能量足少生病

那是先推腹
再艾灸，还是先
艾灸再推腹？

先推腹，再艾灸。
艾灸前推腹，让腹部的
经络穴位活动起来，健
脾利湿的效果会更好。

除了腹部，艾灸膀胱经也有很好的健脾利湿效果。可用回旋灸的方法，沿着孩子脊背两侧的膀胱经，从上至下艾灸30分钟左右，以孩子皮肤稍有红晕为度，从芒种前一天开始，连续艾灸3天，之后每隔3~5天艾灸一次。

膀胱经是人体最大的祛湿排毒的通路，它循行经过的肺俞穴、心俞穴、肝俞穴、脾俞穴、胃俞穴、肾俞穴等穴位，内连脏腑，是祛除风、寒、湿的专家。

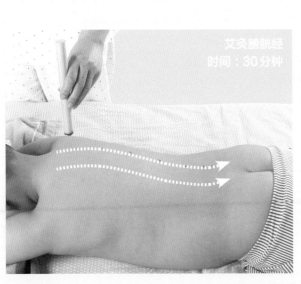

艾灸膀胱经
时间：30分钟

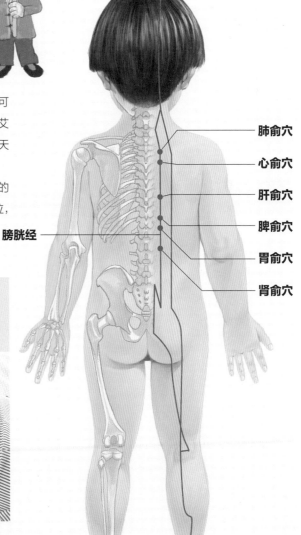

肺俞穴

心俞穴

肝俞穴

脾俞穴

胃俞穴

肾俞穴

膀胱经

夏至 6月22日前后

"五月中，夏，假也，至，
极也，万物于此皆假大而
至极也。"

《月令七十二候集解》

极简艾灸：让孩子能量足少生病

夏至阳气最旺，然物极必反，从夏至过后的第二天开始，阴气就要开始萌芽了。因此，夏至前后是冬病夏治的最佳时机。给孩子艾灸大椎、气海、关元等穴，有扶正祛邪的作用，可减少感冒、过敏性鼻炎、哮喘等病症在冬季复发或加重的机会。此外，还要注意培补脾胃，祛除湿邪，让孩子远离腹胀、腹泻等胃肠道疾病的困扰。

用回旋灸的方法艾灸关元穴、气海穴、中脘穴20分钟左右，用温和灸的方法艾灸大椎穴、足三里穴10~15分钟，以孩子皮肤稍有红晕为度。夏至前一天开始艾灸，连续灸3天，之后根据孩子情况，隔天艾灸一次或每隔3~5天艾灸一次。

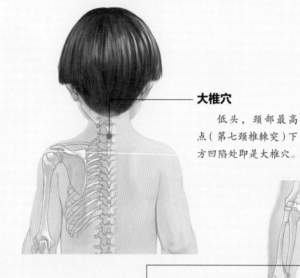

大椎穴

低头，颈部最高点（第七颈椎棘突）下方凹陷处即是大椎穴。

中脘穴

胸骨下端和肚脐连接线中点（脐中上4寸，约五横指）就是中脘穴。

气海穴

腹部正中线，肚脐下1.5寸（约二横指），就是气海穴。

足三里穴

让孩子正坐，屈膝，小腿外膝眼下3寸（约四横指），胫骨外侧就是足三里穴。

关元穴

肚脐下3寸（约四横指）处就是关元穴。

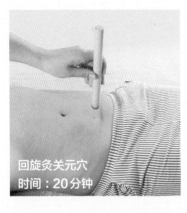

回旋灸关元穴
时间：20分钟

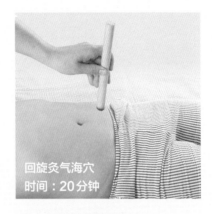

回旋灸气海穴
时间：20分钟

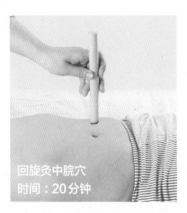

回旋灸中脘穴
时间：20分钟

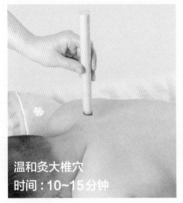

温和灸大椎穴
时间：10~15分钟

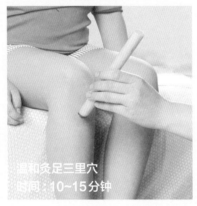

温和灸足三里穴
时间：10~15分钟

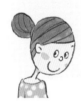

夏至天气这么热，艾灸这么多穴位孩子会不会出很多汗？

夏季艾灸时，孩子出一些汗是正常的。但要调节室内温度，防止室内温度过高。做完艾灸要让孩子脱掉湿衣服，用干毛巾把汗擦干，并换上干爽的衣服。另外，艾灸后让孩子喝一点温开水，以补充水分。

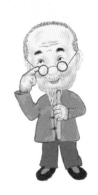

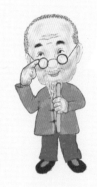

小暑艾灸

健脾和胃祛湿

小暑 7月6日前后

"六月节……暑，热也，就热之中分为大小，月初为小，月中为大，今则热气犹小也。"

《月令七十二候集解》

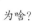

小暑来到，家长们可要谨慎了。

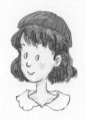

为啥？

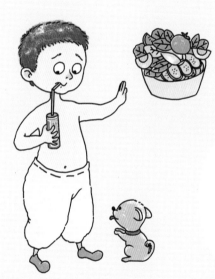

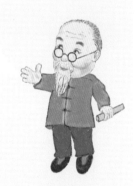

小暑可不"小"，它炎热的气候、难缠的湿邪，都有可能困住孩子的脾胃，让孩子吃饭不香、喜喝冷饮，伤了脾脏的阳气，不仅让消化变差，更会导致寒邪进入体内深处种下病根。

遇到孩子不爱吃饭，家长们也不要觉得太难，因为孩子身上有天然的健脾养胃大药——太白穴、足三里穴。

太白穴是脾经的原穴，用按揉、艾灸的方法刺激它，对脾胃虚弱、湿热困脾引起的消化问题有很好的防治作用。

足三里是胃经上的一个重要穴位，经常按揉、艾灸这个穴位，有健脾和胃、疏通经络、匡扶正气的功效。

脾升清、胃降浊，养脾之升时，也要养胃之降。太白穴与足三里穴合作，脾胃气机升降有常，脾胃自然强健，湿邪也就不敢来犯了。

按揉太白穴的方法很简单，用手指指腹按压穴位，然后画圈按揉就可以了。按揉的力度由轻渐重，以孩子能接受为宜，按揉50~100次。艾灸太白穴时，可用艾条温和灸穴位10~15分钟，以孩子皮肤稍有红晕为度。再以同样方法按揉和艾灸足三里穴。小暑前一天艾灸，连续灸3天，之后隔三岔五艾灸一次就可以了。

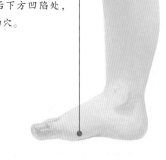

足三里穴

让孩子正坐，屈膝，小腿外膝眼下3寸（约四横指），胫骨外侧就是足三里穴。

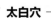

太白穴

足内侧缘，第一跖骨小头后下方凹陷处，即为太白穴。

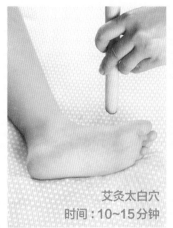

艾灸太白穴
时间：10~15分钟

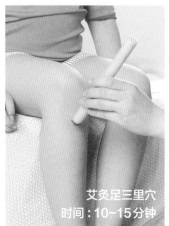

艾灸足三里穴
时间：10~15分钟

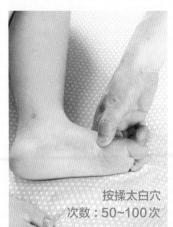

按揉太白穴
次数：50~100次

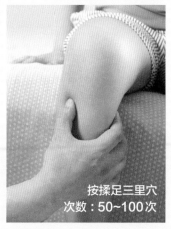

按揉足三里穴
次数：50~100次

√ 艾灸之前按揉穴位
√ 艾灸后第二天，观察孩子皮肤后再按揉
✕ 艾灸后直接给孩子按揉穴位

小暑后马上就是三伏天了，是不是要等到三伏天才能开始"三伏灸"？

三伏灸不一定要等到三伏天，在小暑时就可以进行"伏前灸"，正好与三伏灸环环相扣，更好地"冬病夏治"。

对于身体虚寒，平素体质较弱，容易怕冷，一变天就容易感冒、腹泻、哮喘的孩子，可以从小暑时节开始，艾灸命门穴、关元穴、气海穴、中脘穴，连续艾灸3天，之后每隔3~5天艾灸一次，一直坚持到三伏天结束。坚持下来，能让孩子充满元气，为轻松过冬做好充足的准备。

极简艾灸：让孩子能量足少生病

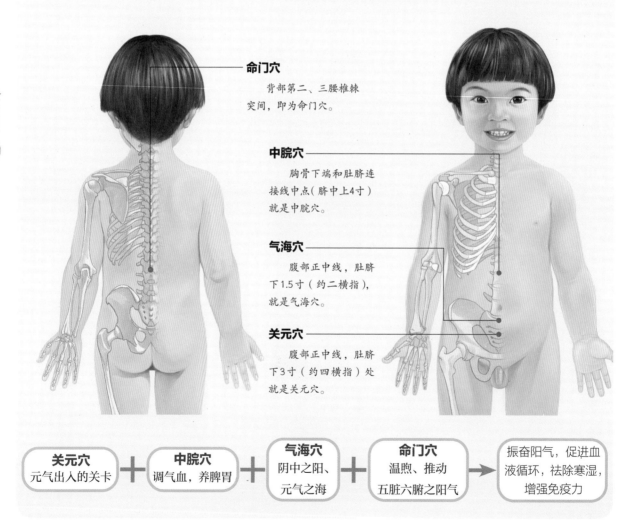

命门穴
背部第二、三腰椎棘突间，即为命门穴。

中脘穴
胸骨下端和肚脐连接线中点（脐中上4寸）就是中脘穴。

气海穴
腹部正中线，肚脐下1.5寸（约二横指），就是气海穴。

关元穴
腹部正中线，肚脐下3寸（约四横指）处就是关元穴。

关元穴
元气出入的关卡
＋
中脘穴
调气血，养脾胃
＋
气海穴
阴中之阳、元气之海
＋
命门穴
温煦、推动五脏六腑之阳气
→
振奋阳气，促进血液循环，祛除寒湿，增强免疫力

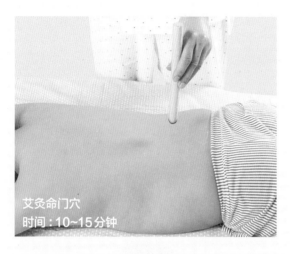

艾灸命门穴
时间：10~15分钟

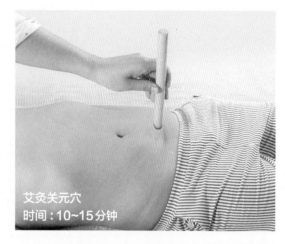

艾灸关元穴
时间：10~15分钟

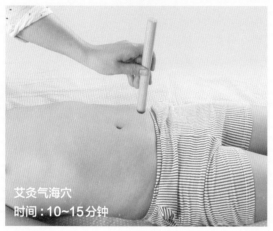

艾灸气海穴
时间：10~15分钟

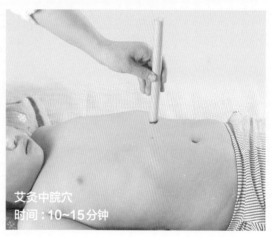

艾灸中脘穴
时间：10~15分钟

小暑灸和伏前灸，是同时进行，还是二选其一？

如果要给孩子调理某种病症，请遵医嘱进行艾灸。如果是日常保健使用，任选一个进行就可以了。

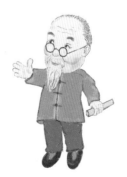

大暑艾灸

养脾祛湿防上火

大暑 7月22日前后

"六月中。暑，热也，就热之中分为大小，月初为小，月中为大，今则热气犹大也。"

《月令七十二候集解》

大暑是一年当中最热的时节，脾应于夏，此时艾灸，最主要的任务是健脾祛湿。可用温和灸的方法给孩子艾灸脾俞穴，每次10~15分钟，以孩子皮肤稍有红晕为度。大暑前一天开始艾灸，连续艾灸3天，之后每隔3~5天艾灸一次。

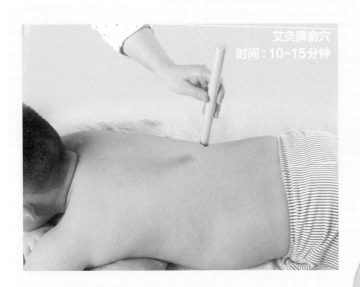

艾灸脾俞穴
时间：10~15分钟

脾俞穴

背部第十一胸椎棘突下，旁开1.5寸，即为脾俞穴。

大暑时节，由于天气炎热、潮湿，人体新陈代谢旺盛，孩子好动，其体力消耗相比其他季节会大很多，更容易出现全身乏力、食欲不振、口淡乏味、精神萎靡、嗜睡等症状，有的还会低热、头晕等，这就是俗称的苦夏。

这个时节，如果孩子出现上述症状，可以在艾灸脾俞穴的基础上，加灸神阙穴和关元穴，可以起到健运脾胃、培元固本的作用。每穴各温和灸10~15分钟。

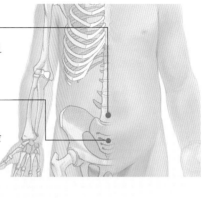

神阙穴
肚脐中央就是神阙穴。

关元穴
腹部正中线，肚脐下3寸（约四横指）处就是关元穴。

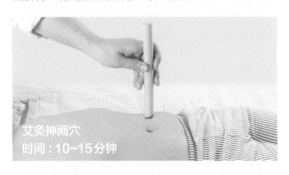

艾灸神阙穴
时间：10~15分钟

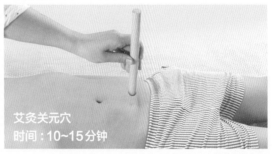

艾灸关元穴
时间：10~15分钟

大暑天热，孩子疲乏，艾灸之前可以先给他推拿放松放松，热热身，激活经络穴位，效果更好。

脾俞穴推揉方法

让孩子取俯卧位，家长用两手拇指指腹放置在孩子的脾俞穴上，逐渐用力下压，按而揉之，力度以孩子能接受为宜。再用擦法，来回摩擦穴位，使局部有热感并向内部渗透，以皮肤潮红为度。如此反复操作5~10分钟。

神阙穴温养法

家长把双手搓热，掌心左下右上叠放贴在孩子肚脐上，逆时针做小幅度的揉转，每次20～30圈。

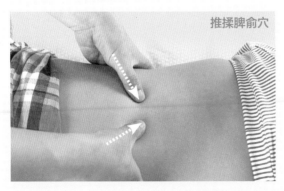

推揉脾俞穴

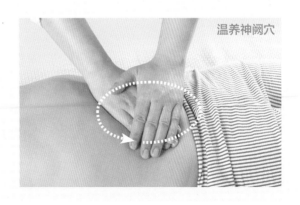

温养神阙穴

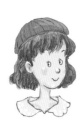

等等，我有问题。大暑天那么热，本来就容易上火，艾灸本身又是温阳祛寒的，不会火上浇油吗？

大暑酷热，容易上火，其实大部分是虚火。夏季人体阳气外浮，本来就需要养阳，但很多人贪凉，爱喝冷饮，尤其是孩子，总是闹着吃冰激凌、雪糕，虽然暂时解了暑热，但也给寒湿开了方便之门。

寒湿很"霸道"，一旦进驻孩子的身体里，就会把阳气逼到犄角旮旯里。在孩子身上表现出来，就是口臭、眼屎多、大便干、长痱子等上火的症状。

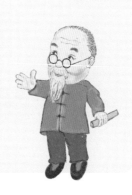

极简艾灸：让孩子能量足少生病

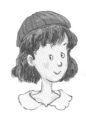

我一直以为吃凉的能败火呢！

怪不得孩子吃完冷饮，总觉得他上火越严重。

凉的确能清火，但对付虚火，不能直接用苦寒清火这么简单粗暴的方法，需要绕个弯子，先温阳以祛寒除湿。

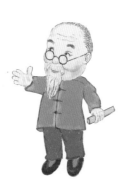

中脘穴、关元穴都是补阳的好手，可以用艾条温和灸这两个穴位，每个穴位灸10~15分钟，以孩子皮肤稍有红晕为度。

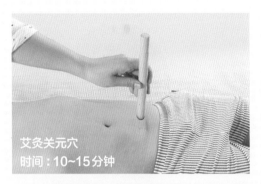

艾灸关元穴
时间：10~15分钟

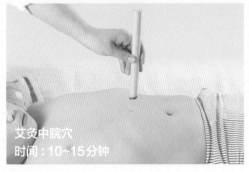

艾灸中脘穴
时间：10~15分钟

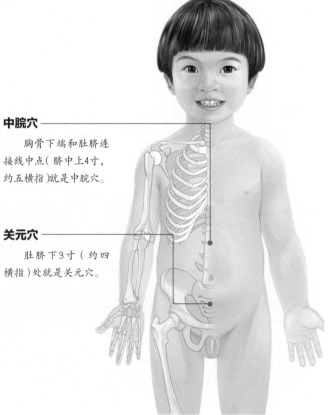

中脘穴

胸骨下端和肚脐连接线中点（脐中上4寸，约五横指）就是中脘穴。

关元穴

肚脐下3寸（约四横指）处就是关元穴。

脾俞穴、神阙穴、中脘穴、关元穴，这四个穴位都要灸吗？

看情况，抓重点。孩子不爱吃饭、消化不好，重点艾灸脾俞穴、神阙穴；孩子贪凉，又有上火的症状，就需要补阳气，重点艾灸中脘穴、关元穴。每次控制在2个穴位左右，时间短点，孩子更容易接受艾灸。

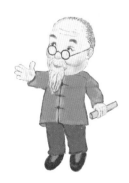

立秋艾灸

祛湿清火防腹泻

立秋 8月7日前后

"立秋，七月节……秋，揪也，物于此而揪敛也。"

《月令七十二候集解》

"秋老虎，热死牛"，立秋时暑热仍在发威，容易耗气伤津，所以给孩子艾灸，要以健脾益气、化湿和中为主。

可用回旋灸的方法，从神阙穴艾灸至关元穴，来回艾灸10~15分钟；然后温和灸足三里穴、太白穴，每个穴位艾灸10~15分钟，以孩子皮肤稍有红晕为度。立秋前一天开始灸，连灸3天，之后改为每隔3~5天一次。

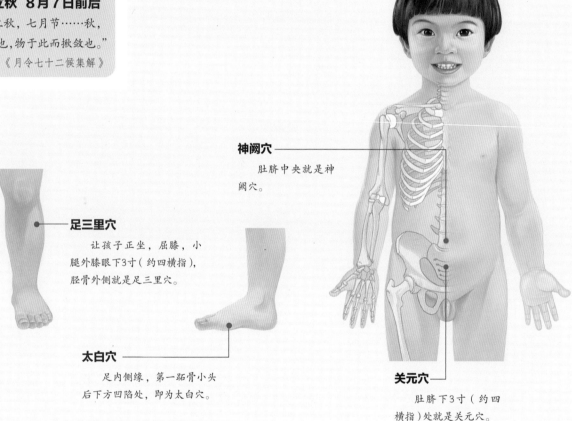

神阙穴
肚脐中央就是神阙穴。

足三里穴
让孩子正坐，屈膝，小腿外膝眼下3寸（约四横指），胫骨外侧就是足三里穴。

太白穴
足内侧缘，第一跖骨小头后下方凹陷处，即为太白穴。

关元穴
肚脐下3寸（约四横指）处就是关元穴。

神阙穴、关元穴 健脾和胃，培补元气	+	足三里穴 调理脾胃，补中益气	+	太白穴 益气健脾，清热祛湿	→	清除湿邪，提升阳气，增强体质

极简艾灸：让孩子能量足少生病

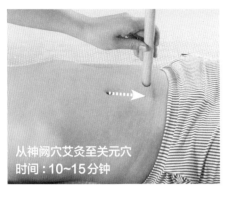

从神阙穴艾灸至关元穴
时间：10~15分钟

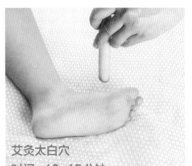

艾灸太白穴
时间：10~15分钟

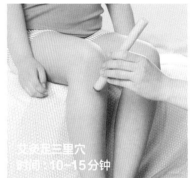

艾灸足三里穴
时间：10~15分钟

这样一来，要艾灸的穴位比较多，时间太长孩子坚持不住怎么办？

如果孩子配合得不太好，就重点艾灸关元穴，其他穴位可改用按揉的方法来刺激。方法很简单：用拇指或食指顺时针按揉穴位3~5分钟，力度由轻渐重，以孩子能接受为宜。

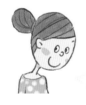

好的，我记下来了。那什么开始给孩子"贴秋膘"？

"秋膘"可不能乱贴！要等天真正凉下来，再给孩子进补。毕竟经过一个炎热的夏天，这时孩子的肠胃还比较弱，吃太多有营养的东西，反而会增加肠胃负担，得不偿失。

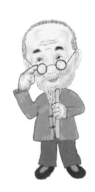

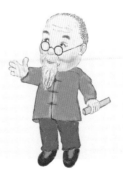

处暑艾灸

补气养血
防"冬病"

处暑 8月22日前后

"处，止也，暑气至此而止矣。"

《月令七十二候集解》

处暑节气处于由热转凉的交替时期，自然界的阳气由疏泄趋向收敛，人的阳气也从旺盛的顶点慢慢减弱，所以从处暑开始，尤其要注意给孩子补气养血，以防到了冬天阳气不足。

处暑艾灸，宜选灸大椎穴、肾俞穴、心俞穴、神阙穴、关元穴、膻中穴、涌泉穴等温补阳气、清肺滋阴的穴位。

穴位	作用
大椎穴	通阳解表、肃肺调气
肾俞穴	补肾益精、温阳散寒
心俞穴	养心气、宁心神
神阙穴	调阴阳、补气血、温脾肾
关元穴	温阳祛寒，增强肠胃功能
膻中穴	调节人体全身的气机
涌泉穴	温肾阳，调补气血

大椎穴

低头，颈部最高点（第七颈椎棘突）下方凹陷处即是大椎穴。

心俞穴

第五胸椎棘突下，旁开1.5寸（约二横指）处，即为心俞穴。

肾俞穴

第二腰椎棘突旁开1.5寸（约二横指）处，即为肾俞穴。

涌泉穴

足底前部凹陷处第2、3趾趾缝纹头端与足跟连线的前三分之一处，即为涌泉穴。

膻中穴

在前正中线上，两乳头连线的中点。

神阙穴

肚脐中央就是神阙穴。

关元穴

肚脐下3寸（约四横指）处就是关元穴。

给孩子艾灸时，可在艾灸涌泉穴的基础上，在背部和胸腹部穴位各选一个艾灸，用艾条温和灸10~15分钟，以孩子皮肤稍有红晕为度。在处暑节气前1天开始艾灸，连续艾灸3天，之后隔天或每隔3~5天艾灸一次，一直到下一个节气前一天。

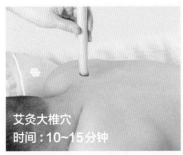

艾灸大椎穴
时间：10~15分钟

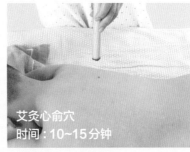

艾灸心俞穴
时间：10~15分钟

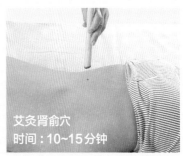

艾灸肾俞穴
时间：10~15分钟

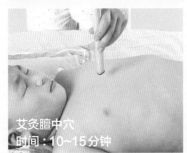

艾灸膻中穴
时间：10~15分钟

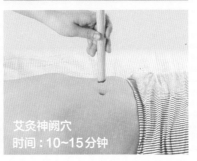

艾灸神阙穴
时间：10~15分钟

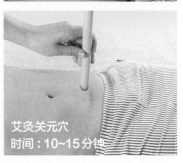

艾灸关元穴
时间：10~15分钟

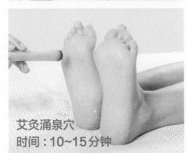

艾灸涌泉穴
时间：10~15分钟

如果是普通保健艾灸，处暑前、中、后3天，可以重点艾灸大椎穴、神阙穴、关元穴，之后根据孩子的情况和天气变化，艾灸其他穴位以作补充。

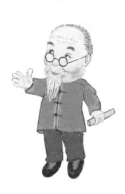

白露艾灸

益肺气，补肾阳

白露 9月7日前后

"水土湿气凝而为露，
秋属金，金色白，白者
露之色，而气始寒也。"

《月令七十二候集解》

白露时节天气转凉，秋燥明显，燥易伤肺，跟肺有关的病症，像感冒、哮喘、鼻炎之类的，有抬头的趋势。所以要在白露节气来临前，给孩子艾灸，补补肺气和肾阳。

可用艾条温和灸孩子的肺俞穴、肾俞穴、关元穴，每个穴位艾灸10~15分钟，以孩子皮肤稍有红晕为度，连续艾灸3天，之后隔天或每隔3~5天艾灸一次。

白露前后天气干燥，艾灸前后记得让孩子多喝温开水，平时多吃辛润食物，如梨、百合、甘蔗、萝卜、银耳等，以防秋燥。

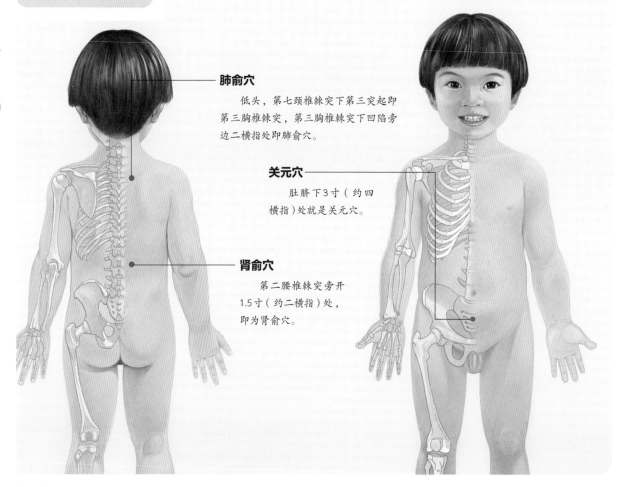

肺俞穴

低头，第七颈椎棘突下第三突起即第三胸椎棘突，第三胸椎棘突下凹陷旁边二横指处即肺俞穴。

关元穴

肚脐下3寸（约四横指）处就是关元穴。

肾俞穴

第二腰椎棘突旁开1.5寸（约二横指）处，即为肾俞穴。

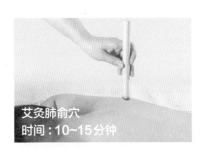

艾灸肺俞穴
时间：10~15分钟

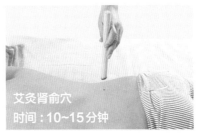

艾灸肾俞穴
时间：10~15分钟

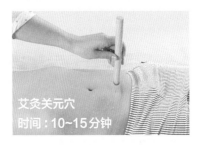

艾灸关元穴
时间：10~15分钟

关元穴
散腹内寒气，
补气又补血

\+

肺俞穴
补肺卫之气，
祛风寒外邪

\+

肾俞穴
补益肾阳，
祛除寒湿

➡

温经通脉，加快气血
运行，提高免疫力

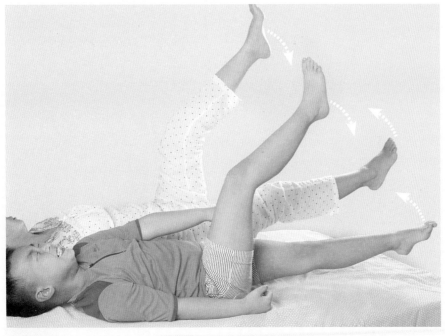

白露时节得让孩子多运动。这里推荐一个简单的亲子运动，平时和孩子一起做，既有趣，又能增强孩子的体质：

家长和孩子一起平躺在床上，身体自然放松，双手放在身体两侧，双腿抬起，跟床成45°角，然后左右腿做一上一下的交替运动。注意腿要抬起，不要落在床上。

嗯嗯，记下来了。有家长的陪伴，孩子都愿意参与。

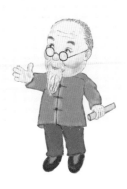

秋分 9月22日前后

"秋分者，阴阳相半也，故昼夜均而寒暑平。"

《春秋繁录》

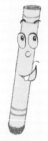

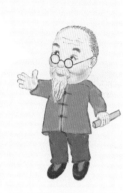

秋分后，自然界阴气渐长，阳气渐收，冷空气开始活跃，许多冬病也有所抬头，比如咳嗽、哮喘、腹泻、四肢怕冷等，同时也是过敏性鼻炎等呼吸道疾病的高发期。

多大点事儿？来一场秋分灸，谁来也不怕。

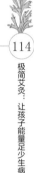

极简艾灸：让孩子能量足少生病

肺俞穴、脾俞穴、胃俞穴、肾俞穴、关元俞穴等背俞穴都集中在后背，跟各脏腑器官的联系很紧密，艾灸它们，有温通阳气、祛风散寒、扶助正气、滋阴润燥、增强免疫力的作用，是秋分灸的首选穴位。

最重要的是，这些穴位操作起来很方便，用回旋灸的方法来回灸孩子的后背30分钟左右就可以了，不用特地去找穴位，多省事儿。

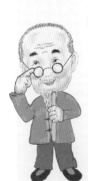

肺俞穴

第七颈椎棘突下第三突起即第三胸椎棘突，第三胸椎棘突下四陷旁边开二指处即肺俞穴。

脾俞穴

背部第十一胸椎棘突下，旁开1.5寸，即为脾俞穴。

胃俞穴

背部第十二胸椎棘突下，旁开1.5寸，即为胃俞穴。

肾俞穴

孩子取俯卧位，或正坐，第二腰椎棘突旁开1.5寸（约二横指）处，即为肾俞穴。

关元俞穴

孩子正坐，第五腰椎棘突下，后正中线旁开1.5寸，即为关元俞穴。

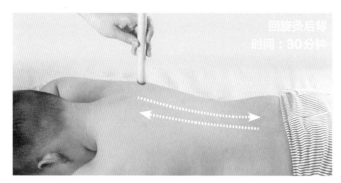

回旋灸后背
时间：30分钟

如果孩子一到冬天就容易腹泻腹痛，可加灸神阙穴。神阙穴是温脾阳的"老熟人"了，消化系统的问题一般都找他。

如果孩子体质不好，秋冬天冷容易感冒咳嗽的，可加灸关元穴。关元穴可是补阳气、祛寒邪的大牛。

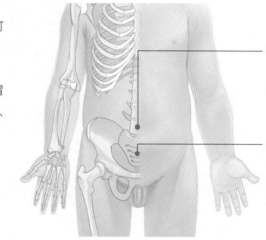

神阙穴

肚脐中央就是神阙穴。

关元穴

肚脐下3寸（约四横指）处就是关元穴。

秋分灸并不是人人都适合的，如果孩子咳嗽时痰黄、尿少、大便干涩，多属于热证，不适合做；发热、咳嗽较为严重的，也不宜做。

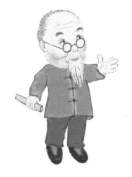

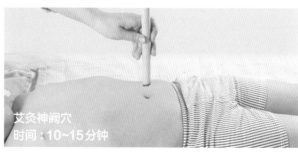

艾灸神阙穴
时间：10~15分钟

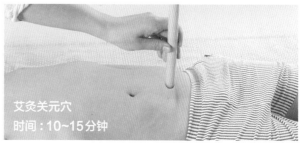

艾灸关元穴
时间：10~15分钟

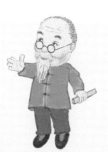

寒露艾灸

养阴防燥、润肺益胃

寒露 10月8日前后

"九月节，露气寒冷，
将凝结也。"

《月令七十二候集解》

寒露时节易燥
气伤肺，给孩子艾
灸以养阴防燥、润
肺益胃为主。

寒露冷热交替，阴气渐生，阳气收敛，此时给孩子艾灸，要遵循
"养收"的原则，保养体内之阴精，收敛体内的阳气。重点养阴防燥、
润肺益胃。

1. 灸脐养秋

脾胃虚弱、虚寒的孩子，家长可在寒露节气前5天开始，每天给
他艾灸肚脐，每次10~15分钟，连续艾灸10天。肚脐的中央就是补气
血、温脾肾的大穴——神阙穴，它是一年四季养阳气、补脾胃必不可
少的穴位。

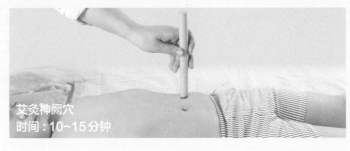

艾灸神阙穴
时间：10~15分钟

2. 灸脾俞穴、肺俞穴、胃俞穴

在寒露前一天开始，用艾条温和灸或回旋灸孩子的脾俞穴、肺
俞穴、胃俞穴，每个穴位艾灸10~15分钟，连续艾灸3天，有温补脾
肺之气、润肺益胃的作用。

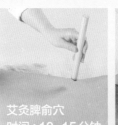
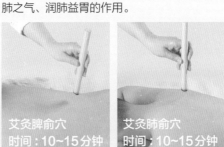
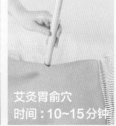

艾灸脾俞穴
时间：10~15分钟

艾灸肺俞穴
时间：10~15分钟

艾灸胃俞穴
时间：10~15分钟

肺俞穴

第七颈椎棘
突下第三突起即
第三胸椎棘突，
第三胸椎棘突下
凹陷旁边开二指
处即肺俞穴。

脾俞穴

背部第十一
胸椎棘突下，旁
开1.5寸，即为脾
俞穴。

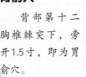
胃俞穴

背部第十二
胸椎棘突下，旁
开1.5寸，即为胃
俞穴。

神阙穴

肚脐中央
就是神阙穴。

极简艾灸：让孩子能量足少生病

寒露早晚温差大，若不注意增减衣服，感冒很快会盯上孩子。发现孩子有感冒迹象，家长可用艾条给孩子温和灸大椎穴、风门穴，每个穴位10~15分钟，连续灸3天，有温阳驱寒、预防感冒的作用。

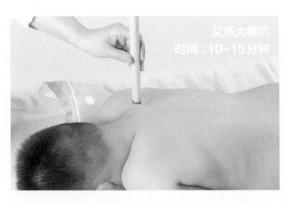

艾灸大椎穴
时间：10~15分钟

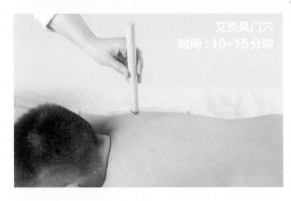

艾灸风门穴
时间：10~15分钟

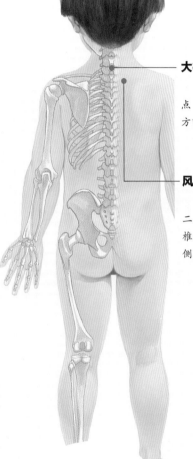

大椎穴

低头，颈部最高的点（第七颈椎棘突）下方凹陷处即是大椎穴。

风门穴

第七颈椎棘突下第二突起处，即是第二胸椎棘突，第二胸椎下两侧二横指处即风门穴。

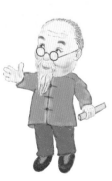

"白露身不露，寒露脚不露"，从寒露时节开始，孩子夏季的凉鞋要先"停职"了。

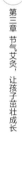
第三章 节气艾灸，让孩子茁壮成长

霜降艾灸

补益肺气护肠胃

霜降 10月23日前后

"九月中，气肃而凝，露结为霜。"

《月令七十二候集解》

"一年补透透，不如补霜降"，霜降时节应该给孩子补哪方面？

1.霜降养胃正当时

霜降后，气温渐低，寒冷刺激胃肠，容易引发胃肠功能紊乱，所以霜降时要注意给孩子护胃养胃。可温和灸中脘穴、足三里穴，每个穴位艾灸10~15分钟，以孩子皮肤稍有红晕为度。根据孩子情况，从霜降前一天开始，连续艾灸3天；或者从霜降前5天开始，连续艾灸10天。

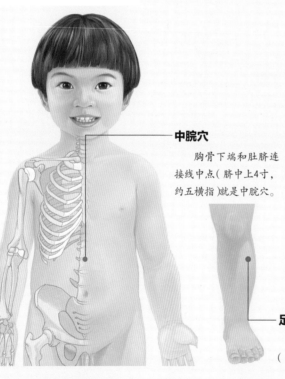

中脘穴

胸骨下端和肚脐连接线中点（脐中上4寸，约五横指）就是中脘穴。

足三里穴

让孩子正坐，屈膝，小腿外膝眼下3寸（约四横指），胫骨外侧就是足三里穴。

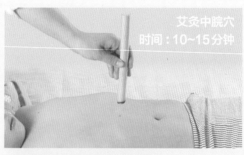

艾灸中脘穴
时间：10~15分钟

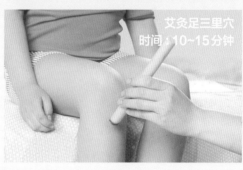

艾灸足三里穴
时间：10~15分钟

| **中脘穴**
调气血，养脾胃 | + | **足三里穴**
健脾和胃、培补元气 | → | 护胃养胃 |

极简艾灸：让孩子能量足少生病

2. 补益肺气不能少

霜降时节也是感冒、咳嗽、哮喘等呼吸道疾病的高发期，故而也要给孩子补一补肺。可用艾条温和灸孩子的大椎穴、肺俞穴，每个穴位艾灸10~15分钟，以孩子皮肤稍有红晕为度，从节气前一天开始，连续艾灸3天。

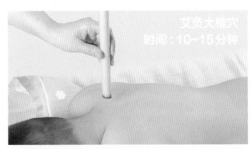

艾灸大椎穴
时间：10~15分钟

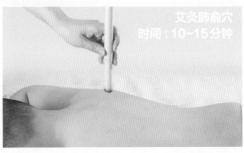

艾灸肺俞穴
时间：10~15分钟

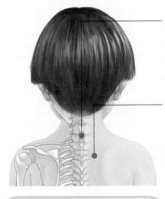

大椎穴

低头，颈部最高点（第七颈椎棘突）下方凹陷处即是大椎穴。

肺俞穴

低头，第七颈椎棘突下第三突起即第三胸椎棘突，第三胸椎棘突下凹陷旁边开二指处即肺俞穴。

| **大椎穴**
疏风散寒、肃肺调气 | + | **肺俞穴**
补益肺气、止咳平喘 | → | 增强体质，预防呼吸道疾病 |

每到深秋孩子的鼻炎就发作，一出门就打喷嚏、流鼻涕，好久都缓不过来，艾灸能治吗？

鼻塞表面上是鼻子的问题，其实根源在于肺部，可以给孩子艾灸大椎穴、肺俞穴补益肺气，增强体质，同时配合按揉迎香穴。

按揉迎香穴：家长剪好指甲，洗干净双手，然后用拇指、食指搓揉孩子鼻子两侧的迎香穴，也可以让孩子自己搓揉。每天坚持3~5分钟，消除鼻塞的作用很明显。

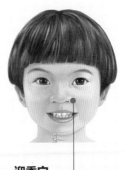

迎香穴

鼻唇沟中端，鼻翼外侧0.5~1厘米处，即为迎香穴。

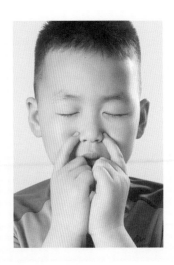

立冬艾灸

补气养血，
提高免疫力

立冬 11月7日前后
"冬，终也，万物收藏也。"
《月令七十二候集解》

立冬到，寒冷的天气随之而来，万物活动趋向休止，人体的阳气也要潜藏于内，需要肾中元阳的补充。所以补肾成为入冬后的关键词。

家长可以从立冬开始，给孩子艾灸肾俞穴、足三里穴、涌泉穴，每个穴位艾灸10~15分钟，从节气前一天开始，连续艾灸3天，以帮孩子补气养血，扶助正气。

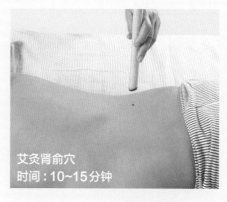

艾灸肾俞穴
时间：10~15分钟

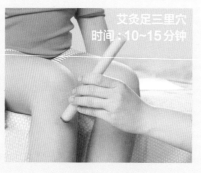

艾灸足三里穴
时间：10~15分钟

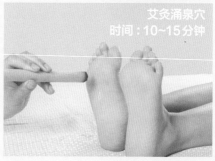

艾灸涌泉穴
时间：10~15分钟

肾俞穴

孩子取俯卧位，或正坐，第二腰椎棘突旁开1.5寸（约二横指）处，即为肾俞穴。

涌泉穴

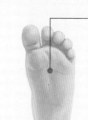

足底前部凹陷处第2、3趾趾缝纹头端与足跟连线的前三分之一处，即为涌泉穴。

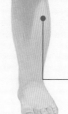

足三里穴

让孩子正坐，屈膝，小腿外膝眼下3寸（约四横指），胫骨外侧就是足三里穴。

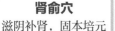

肾俞穴
滋阴补肾，固本培元

＋

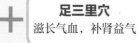

足三里穴
滋长气血，补肾益气

＋

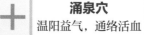

涌泉穴
温阳益气，通络活血

→

补气养血抵御严寒，
预防冬病

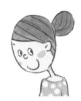

除了艾灸，
还需要对这些穴
位进行按揉吗？

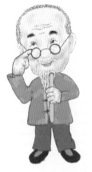

艾灸前按揉，效果会更好。不需要复杂的按揉方法，用拇指按在穴位上，然后画圈揉3~5分钟就可以。按揉时注意力度，应由轻渐重，以孩子能接受为度。

除了艾灸上述穴位，推荐家长给孩子温命门穴、关元穴——家长把手掌搓热，分别敷在孩子的命门穴和关元穴上10~20分钟，可温补全身阳气。

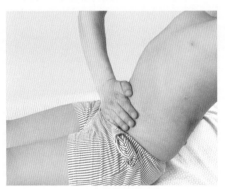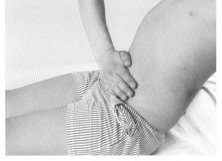

关元穴

肚脐下3寸（约四横指）处就是关元穴。

命门穴 ——

背部第二、三腰椎棘突间，即为命门穴。

可以用热水袋或暖贴给孩子热敷吗？

热水袋和暖贴哪比得上爸妈的手掌舒服？再说热水袋使用不当还有烫伤宝宝的隐患。家长还是尽量用手给孩子热敷吧！

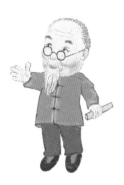

立冬后，寒邪渐增，易侵犯人体损伤阳气，所以记得给孩子戴上围巾，保护最易受寒的颈部。

小雪艾灸

补气驱寒暖冬

小雪 11月22日前后

"十月中，雨下而为寒气所薄，故凝而为雪。小者未盛之辞。"

《月令七十二候集解》

小雪时节气候寒冷潮湿，艾灸最合适，特别是孩子，对热量的消耗大，需要更多的肾阳为各脏腑提供动力。所以小雪时节，可用艾条温和灸孩子的肾俞穴10~15分钟，以孩子皮肤稍有红晕为度，在节气前一天开始，连续艾灸3天，之后隔天或每隔3~5天艾灸一次。

如果孩子秋冬季节容易腹泻、腹胀，或者消化不良，可能是脾胃受寒了，也可能是脾胃虚弱的原因，可给孩子加灸神阙穴、关元穴，每个穴位艾灸10~15分钟，以孩子皮肤稍有红晕为度。

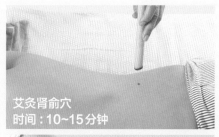

艾灸肾俞穴
时间：10~15分钟

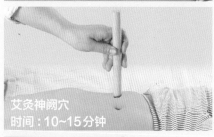

艾灸神阙穴
时间：10~15分钟

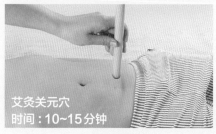

艾灸关元穴
时间：10~15分钟

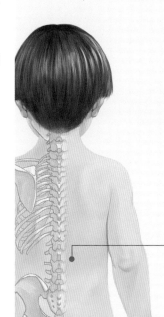

肾俞穴

孩子取俯卧位，或正坐，第二腰椎棘突旁开1.5寸（约二横指）处，即为肾俞穴。

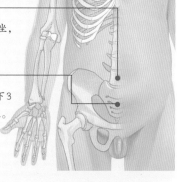

神阙穴

让孩子取仰卧位，或正坐，肚脐中央就是神阙穴。

关元穴

孩子取俯卧位，肚脐下3寸（约四横指）处就是关元穴。

| 肾俞穴 | + | 神阙穴 | + | 关元穴 | → | 补阳气，祛寒邪，增强脾胃功能 |

肾俞穴　温通元阳、补肾益精　＋　神阙穴　温补脾胃，调理气血　＋　关元穴　温阳祛寒，培补元气　→　补阳气，祛寒邪，增强脾胃功能

大雪艾灸

调养气血，温阳祛寒

大雪 12月7日前后

"大雪，十一月节。大者，盛也。至此而雪盛矣。"
《月令七十二候集解》

大雪是冬季的第三个节气，天气严寒阴冷，正是阴气极盛之期，此时给孩子艾灸，艾叶点燃后产生的药效和热力，通过经络穴位直达身体内部，能调气养血，帮助阳气升发，祛除寒邪。

大雪时节给孩子艾灸，推荐以下穴位，家长可以根据需要，选1~2个穴位进行艾灸。从大雪前一天开始，连续艾灸3天，之后隔天或每隔3~5天艾灸一次。

1. 神阙穴

神阙穴是冬季养阳祛寒、强健脾肾的最佳穴位。每次用艾条温和灸10~15分钟，以孩子皮肤稍有红晕为度。

2. 关元穴

艾灸神阙穴时，可以顺便灸一灸关元穴。方法跟神阙穴一样，都是用艾条温和灸，每次艾灸10~15分钟，具有培元固本的作用。

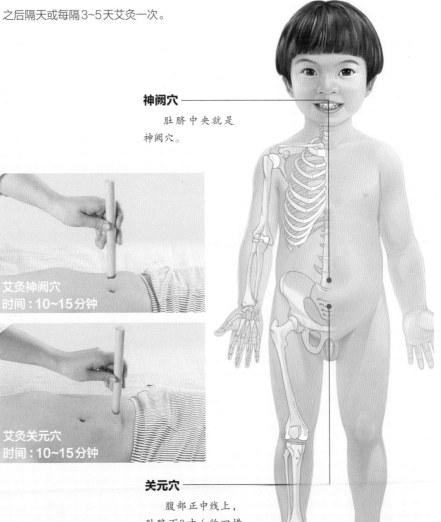

神阙穴
肚脐中央就是神阙穴。

艾灸神阙穴
时间：10~15分钟

艾灸关元穴
时间：10~15分钟

关元穴
腹部正中线上，肚脐下3寸（约四横指）处就是关元穴。

3.大椎穴

大椎穴是诸阳之会，经常艾灸这个穴位，可以通络散寒，对因感受风寒而引起的感冒、咳嗽、手脚冰凉等十分有效。家长可用手掌反复搓孩子的这个穴位，直到皮肤发红发热，或者食指指腹按揉5分钟左右。然后再艾灸这个穴位10~15分钟，能使孩子整个头颈后背都暖融融的。

4.阳池穴

阳池穴是支配全身血液循环的重要穴位，刺激这个穴位，可以迅速通畅血液循环，平衡阴阳，暖和身体。大雪时节，家长可用按揉加艾灸的方法来帮助孩子刺激这个穴位：先用手指按压孩子双手阳池穴2分钟，力度由轻渐重，以孩子能承受为度；接着再艾灸这个穴位10~15分钟，以孩子皮肤稍有红晕为度。

5.足三里穴

足三里穴也是节气灸里的熟面孔了，经常刺激这个穴位，可以激发人体正气，增强免疫力和脏腑功能。刺激方法也很简单：先用拇指按压孩子的足三里穴，然后用画圈的方式按揉3~5分钟，再用艾条温和灸10~15分钟，以孩子皮肤稍有红晕为度。

极简艾灸：让孩子能量足少生病

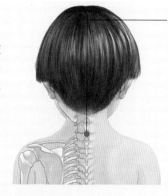

大椎穴

低头，颈部最高点（第七颈椎棘突）下方凹陷处即是大椎穴。

足三里穴

让孩子正坐，屈膝，小腿外膝眼下3寸（约四横指），胫骨外侧就是足三里穴。

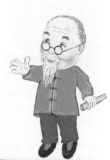

如果想最大程度地发挥艾灸的作用，可以在大雪前4天就开始艾灸，加上大雪以及后面的4天，连续灸9天。

阳池穴

抬臂垂腕，背面，由第4掌骨向上推至腕关节横纹，可触及凹陷处即是阳池穴。

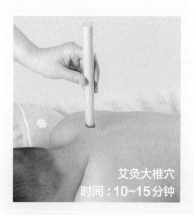

艾灸大椎穴
时间：10~15分钟

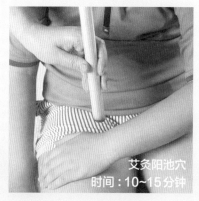

艾灸阳池穴
时间：10~15分钟

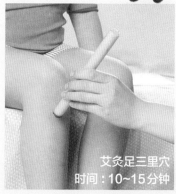

艾灸足三里穴
时间：10~15分钟

冬至艾灸

滋阴养阳，强健脾胃

冬至 12月21日

"冬至，十一月中。终藏之气至此而极也。"

《月令七十二候集解》

"冬至一阳始生"，虽然仍是天寒地冻，但内在阳气却开始悄然萌发，正是进补的好时机。这时，可以给孩子温和灸神阙穴、关元穴，或艾灸肚脐周围，从冬至前4天开始，每天艾灸一次，一直到冬至后4天，共灸9天。

夏至灸治病，冬至灸养生，特别是体质不好、反复感冒、寒性腹泻腹痛、慢性鼻炎、哮喘的孩子，不能放过冬至这个调养好时机。

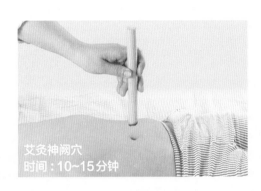

艾灸神阙穴
时间：10~15分钟

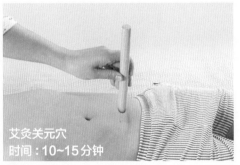

艾灸关元穴
时间：10~15分钟

神阙穴 —————

　　让孩子取仰卧位，或正坐，肚脐中央就是神阙穴。

关元穴 —————

　　孩子取俯卧位，肚脐下3寸(约四横指)处就是关元穴。

　　为什么腹部的穴位，尤其是神阙穴和关元穴，它们出现的频率这么高？

　　这跟它们的特殊位置和作用有关。中医认为，腹部属阴，用纯阳的灸火能打通身体不通的气脉。脐通百脉，艾灸神阙可补气血，温脾肾，培补元气。关元穴是强身大穴，持续温灸，可使孩子腹内寒气消散，小肠吸收功能增加，既补气又补血。

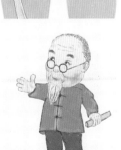

小寒艾灸

温阳散寒防腹泻

小寒 1月6日前后

"十二月节,月初寒尚小,
故云。月半则大矣。"

《月令七十二候集解》

小寒的寒,不只是寒冷,还有寒邪,寒邪易侵入人体,损伤阳气,使气凝血滞,让人处于一种经久的寒冷,所以到了小寒,艾灸必不可少。

本着"冬暖脊背,夏暖腹"的原则,小寒节气可给孩子做督脉灸和任脉灸。

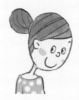

背属阳,腹属阴,一起艾灸不冲突吗?

身体阴阳平衡,脏腑才和谐,身体才健康,所以脊背督脉、腹部任脉可以一起艾灸。

督脉灸

在人体后背的正中线上贯穿着总管一身阳气的督脉,古人称它为"阳脉之海",灸之有温肾助阳、散寒止泻、抵御外邪的作用,特别适合体质不好、容易生病,或者有四肢冰冷、遇凉腹泻等虚寒性病症的孩子。

让孩子取俯卧位,露出后背,用艾条回旋灸或雀啄灸的方法,从颈部大椎穴艾灸至尾骨端的长强穴,节气前后4天以及节气当天,每天或隔天艾灸1次,每次30分钟。

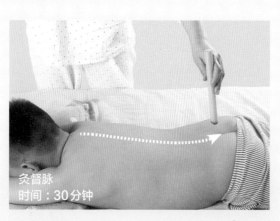

灸督脉
时间:30分钟

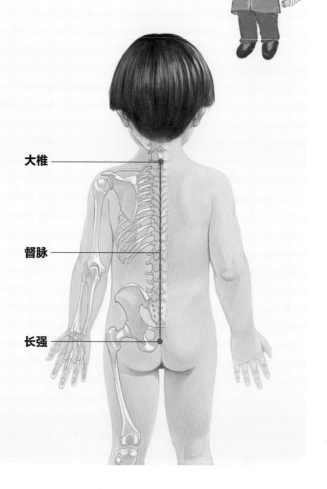

大椎

督脉

长强

极简艾灸:让孩子能量足少生病

任脉灸

任脉上的穴位都身怀绝技：神阙穴补气血，温脾肾，培补元气；关元穴既补气又补血；气海穴补气暖身、暖脾暖胃；中脘穴是调理脾胃的专家；膻中穴调节人体全身的气机……

用温和灸或回旋灸的方法，艾灸孩子腹部的任脉，从膻中穴到关元穴，节气前后4天和节气当天，每天或隔天艾灸1次，每次30分钟，帮助孩子调养气血、强健脾胃，预防因寒邪侵体导致的腹泻。

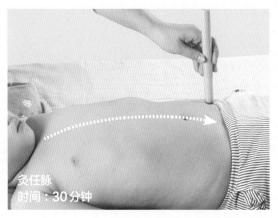

灸任脉
时间：30分钟

艾灸这两大处时，对顺序有要求吗？

艾灸的顺序一般是先背部后腹部。

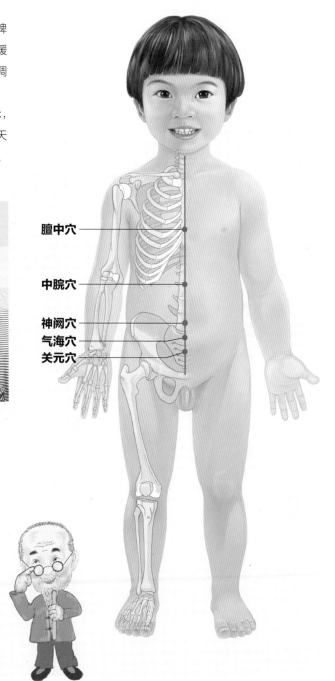

膻中穴

中脘穴

神阙穴
气海穴
关元穴

大寒艾灸

温补元阳防感冒

大寒是冰层最厚、冻土最深的一个节气，也是"冬病"多发、加重的节气。

我们要顺应节气变化，给孩子温补元阳，防风御寒。小寒时节进行的任脉灸和督脉灸，大寒时也可以继续进行，就有很好的补阳、养阴效果。

也可以用艾条温和灸命门穴10~15分钟，以孩子皮肤稍有红晕为度，大寒的前一天开始艾灸，连续艾灸3天。命门穴位于两个肾俞穴之间，灸之可温补一身之元阳，增加生命动力。秋冬季节容易感冒、咳嗽、哮喘加重、腹泻的孩子，不要错过命门灸哦！

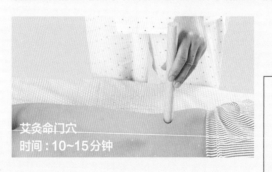

艾灸命门穴
时间：10~15分钟

如果孩子还是不小心感冒了，可参考36页的方法，根据孩子病程，艾灸身柱穴、肺俞穴，给孩子补益肺气，提高抗病能力，促进感冒痊愈。

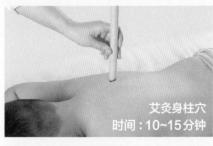

艾灸身柱穴
时间：10~15分钟

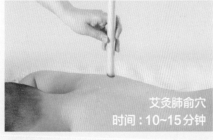

艾灸肺俞穴
时间：10~15分钟

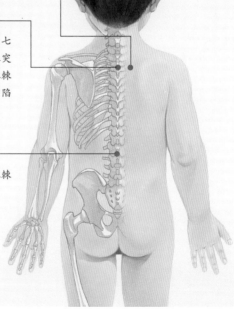

肺俞穴

第七颈椎棘突下第三突起即第三胸椎棘突，第三胸椎棘突下凹陷旁边开二指处即肺俞穴。

身柱穴

颈部最高的点是第七颈椎棘突。第七颈椎棘突下第三突起即第三胸椎棘突，第三胸椎棘突下凹陷处就是身柱穴。

命门穴

背部第二、三腰椎棘突间，即为命门穴。

重要的事情提醒下：感冒重在预防，保暖是第一道防线。

1.颈部保暖

颈部可是人体的"要塞"，不但充满血管，还有很多重要的穴位，比如大椎穴、风池穴等。出门时给孩子戴上围巾，就是防止寒气通过这些穴位入侵体内。

2.鼻部保暖

鼻子也是寒邪爱欺负的对象，家长可让孩子每天按按鼻翼两侧的迎香穴，可改善鼻黏膜血液循环，缓解鼻塞、打喷嚏等过敏症状。

3.足部保暖

每天晚上睡觉前，让孩子用温热的水泡脚6~12分钟，擦干后给孩子搓搓脚，每只脚搓3~5分钟，力度由轻渐重，以孩子能接受为度。足部汇集了脾、肺、肾经的原穴，经常搓脚可调补脾、肺、肾的阴阳，让气血平衡。

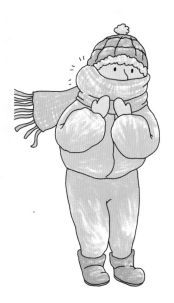

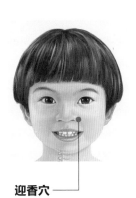

迎香穴

鼻唇沟中，鼻翼外侧0.5~1厘米处，即为迎香穴。

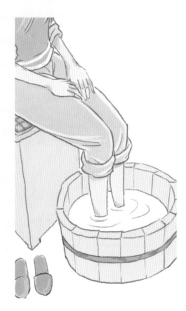

第三章 节气艾灸，让孩子茁壮成长

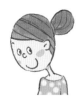

嗯嗯，收藏了。为了孩子，父母哪怕多学一招，关键时刻都能派上用场！

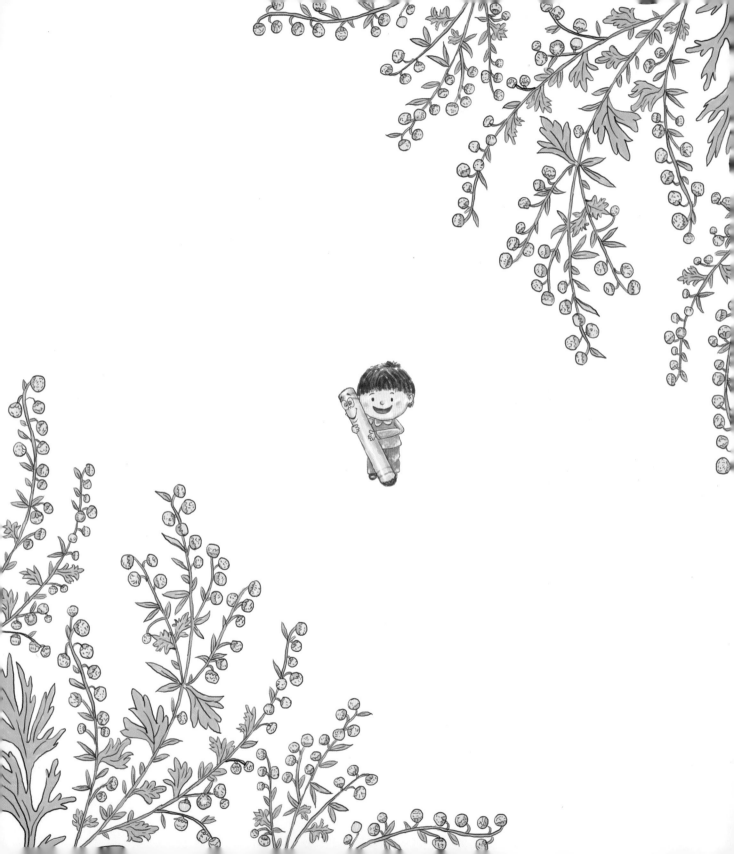